Renate Sültz & Uwe H. Sültz

Diabetes-Tagebuch

Blutzuckerspiegel-Dokumentation

Das richtige Abschätzen meiner Werte erlernen durch notieren und dokumentieren.

XXL

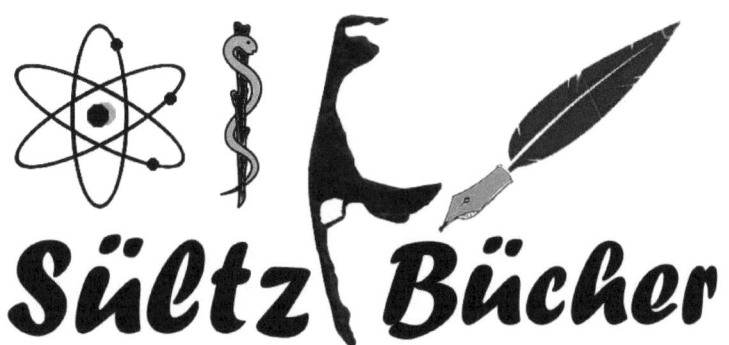

BoD - Books on Demand

Norderstedt 2018

Bibliografische Information durch die Deutsche Nationalbibliothek

Die Deutsche Nationalbibliothek verzeichnet diese Publikation in der Deutschen Nationalbibliografie; detaillierte bibliografische Daten sind im Internet über http://dnb.dnb.de abrufbar.

Herstellung und Verlag:

BoD – Books on Demand, Norderstedt

ISBN 9-78374-6-07731-4

Menschen mit Typ-2-Diabetes können entscheidend dazu beitragen, um Blutzuckerspitzen nach dem Essen zu vermeiden. So können sich langfristig die Werte positiv verändern. Wer sich gesund ernährt und dazu bewegt, bei dem kann sich die Insulinresistenz wieder bessern.

Im Prinzip können Menschen mit Diabetes alles essen, auch Zucker. Ich, Uwe H. Sültz, habe Typ-2-Diabetes. Obwohl meine Blutdruck- und Blutfettwerte regelmäßig kontrolliert wurden und werden, fiel ich mit einem Blutzuckerwert von 1500 mg/dl ins Koma. Stress und 20 kg zu viel auf der Waage waren der Grund dafür. Mir ist bewusst, dass ich bei diesem Wert eigentlich nicht mehr am Leben teilhaben könnte, denn ich wäre tot. Zwei Freunde haben wir verloren, bei einem lag der Wert bei 1300 mg/dl, bei dem anderen sogar bei nur 700 mg/dl.

Auf jeden Fall hat mich mein Diabetes zum Umdenken gebracht. Schön, dass ich alles essen darf, aber ich muss es nicht mehr. Heute bin ich mit meinen Werten auf „du und du". Wir wollten mehr wissen, wir wollten mit meinen Werten richtig umgehen. Was sagen die Werte aus? Wie lassen sie sich gezielt verändern? So entstand dieses spezielle Diabetes-Tagebuch. Hier tragen Sie ein, was Sie gegessen und getrunken haben. Wir wollten eben genau wissen, was den Blutzucker nach oben treibt. WIR WOLLTEN EIN GEFÜHL DAFÜR ENTWICKELN! Was esse ich persönlich, was auch mein Gewicht verringert? Auch wenn Sie, liebe Leserin, lieber Leser, es schon oft gehört haben, Obst und Gemüse. Dazu öfter Fisch und Ingwertee, selbst hergestellt natürlich. Die Ingwerwurzel schälen und mit kochendem Wasser aufgießen. Aber wie gesagt, alles ist individuell. Glauben Sie nicht, ich würde nie sündigen. Hin und wieder ein Glas Cola Zero, das Eis ohne Sahne... aber ich habe heute, durch das Aufschreiben und Analysieren meiner Werte, ein Gefühl bekommen, was mir gut tut, wann es genug ist und ob es überhaupt sein muss. Heute bin ich mir bewusst darüber, was meinen Blutzuckerwert schlagartig nach oben schießen lässt. Vollkornprodukte z.B. gehen langsamer aus dem Darm ins Blut über, so lassen sich Blutzuckerspitzen vermeiden. Generell verlangsamen Ballaststoffe die Verarbeitung im Darm. Also, ran an Obst, Gemüse, Hülsenfrüchte und Vollkornlebensmittel. Natürlich trinke ich viel, wie gesagt hauptsächlich Tee und Wasser. Meine Nieren haben einen Totalausfall erlitten, also muss ich ihnen heute etwas Gutes tun, 2 Liter

Flüssigkeit also. Hin und wieder auch das Glas Wein oder Bier. Auf direkten Zucker verzichte ich, er steckt ja schon versteckt in den Lebensmitteln. Mit Salz gehe ich auch sparsam um, es kann den Blutdruck in die Höhe treiben. Dazu ist noch zu sagen, dass Menschen mit Diabetes oft auch an Bluthochdruck leiden. Betroffen sind dabei hauptsächlich Typ-2 Diabetiker. Es drohen Herzinfarkt und Schlaganfall. Übergewicht und Bewegungsmangel lassen den Zuckergehalt, sowie den Druck in den Gefäßen steigen. Auch diese Messung tragen Sie in dieses Tagebuch ein. Als Faustregel gilt: Der obere Wert soll unter 140 mmHg und der untere unter 85 mmHg liegen.

Eine meiner wichtigsten Fragen war, wann soll ich Insulin spritzen? Vor oder nach dem Essen? Wann soll ich messen? Das muss mit dem Arzt besprochen werden. Ein Protokollbuch, wie dieses, kann dabei helfen, den richtigen Zeitpunkt herauszufinden. Eine grobe Faustregel sagt 15 bis 30 Minuten vor dem Essen. Schnell wirkendes Insulin kann kurz vor der Nahrungsaufnahme gespritzt werden, um einen hohen Blutzuckeranstieg zu vermeiden. Mit einrechnen muss man, beim Restaurantbesuch, wenn das Essen verspätet gereicht wird… Unterzuckerung. Insgesamt gesagt, hängt der richtige Spritzzeitpunkt von mehreren Faktoren ab; vom Insulin, vom aktuellen Blutzuckerspiegel, was gegessen und getrunken wird und vom Stoffwechsel des Diabetikers. Also, Protokoll ausfüllen und mit dem Arzt besprechen.

Folgende Dinge haben wir gelernt:

- Ein nicht richtig eingestellter Blutzuckerspiegel kann gefährliche Folgekrankheiten auslösen (Diabetisches Fußsyndrom, Herzinfarkt, Schlaganfall…).
- Bei einer Unterzuckerung droht Bewusstlosigkeit, bei einer Überzuckerung droht das Koma.
- Organe, wie die Nieren, werden geschädigt.
- Auch Amputationen von Gliedmaßen und Augenerkrankungen sind die Folge.
- Diabetes und Depressionen erhöhen gegenseitig die Erkrankungen.
- Ziel einer gesunden Ernährung ist es, den Blutzuckerlangzeitwert HbA1c zu verbessern. Auch Blutdruck- und Blutfettwerte sollen verbessert werden.
- Abnehmen ist sehr wichtig!

- Das richtige Abschätzen der Kohlenhydratmengen sollte unbedingt zu Beginn einer Insulinbehandlung im Rahmen einer Schulung erlernt werden.
- Es reicht nicht nur die Überprüfung des Blutzuckerspiegels, ein Arzt betrachtet alles, den Lebensstil und die Lebensumstände.

Abschließend möchte ich nochmals kurz auf mich eingehen: Seit Jahren bin ich Rollstuhlfahrer. Meine Werte werden und wurden regelmäßig überprüft. Am Tag der hohen Blutzuckerwerte war ich extrem durstig, musste sehr viel zur Toilette. Ein Umschalten von Weitsichtig auf Kurzsichtig fand statt. Ich wollte am nächsten Tag zum Arzt. Obwohl mir die Symptome einer Zuckererkrankung bekannt waren, dachte ich, dass mich das nie erwischt, immer nur die anderen Menschen. Das war mein größter Fehler, denn in der Nacht stieg der Zuckerwert auf 1500 mg/dl. Der Engel an meiner Seite und das tolle Team an Ärzten, Schwestern und Pflegern retteten mein Leben. Wie gesagt, zwei Freunde mit 700 und 1300 mg/dl habe ich verloren. Heute leide ich am Diabetischen Fußsyndrom. Außerdem merkte ich einen erhöhten Zuckerwert am Kribbeln in den Fingerspitzen und auf der rechten Zungenseite. Da ich mich nur wenig bewegen kann, MUSS die Gewichtsabnahme und Einhaltung des Blutzuckerspiegels über die Nahrung stattfinden! Unbedingt wollte ich mehr über Diabetes wissen und ein Gefühl für meine Werte bekommen. So entstand dieses Tagebuch. Heute habe ich meine Werte im Griff. Wir wünschen Ihnen eine gute Gesundheit, den Umständen entsprechend. Ihr Autorenteam Renate & Uwe H. Sültz
P.S.: Wer Auto fährt, bitte unbedingt VOR der Fahrt messen! Für Restaurantbesuche oder Essen bei Freunden gibt es das kleine Tagebuch für unterwegs!

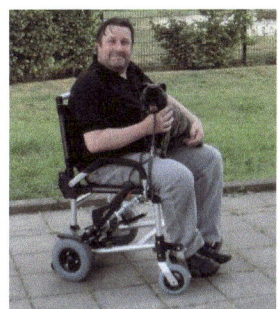 ... mit Lilly Mops 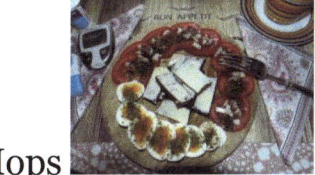 ... mein Frühstück

Vorwort allgemein:

Unsere Gesundheits-Tagebücher veröffentlichen wir, da wir selbst betroffen sind. Sie sind für die Personen gedacht, die nicht die Möglichkeit haben, sich eine Datei aus dem Internet zu laden und auszudrucken. Außerdem wollten wir große Tagebücher, nicht immer ist die Lesebrille zur Hand. Auch hat nicht jeder die Möglichkeit, Daten in ein Smartphone einzutragen.

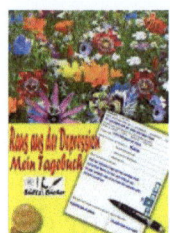 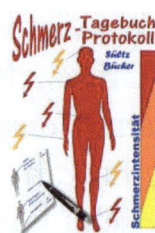 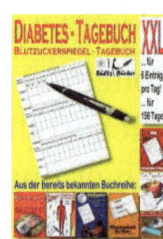 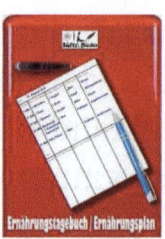 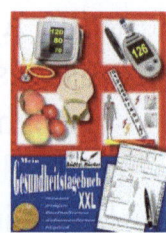 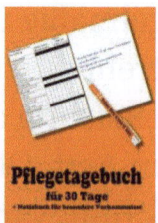

Was bedeutet ein erhöhter Blutzuckerspiegel bei Typ-2-Diabetiker?

Das Hormon, das unser Körper produziert, hat die Aufgabe, die Zuckermoleküle aus dem Blut in die Zellen weiterzuleiten. Dies dient der Energiegewinnung. Bei dieser Insulinresistenz staut sich der Zucker in den Blutgefäßen und der Blutzucker steigt. Dies ist jetzt sehr einfach beschrieben. Wer es genauer wissen will, fragt seinen Arzt oder Apotheker. Übergewicht und Bewegungsmangel fördern die Insulinresistenz. Langfristig schädigen diese erhöhten Blutzuckerwerte die Blutgefäße, Nerven und Organe.

Anzeichen für ein Diabetes:

Trockene Haut, starker Durst, starker Harndrang, Müdigkeit, Wunden heilen schlechter, Sehstörung, erhöhte Anfälligkeit für Infektionen.

Tipps:

Bitte die Hände vor der Messung immer waschen! Jede Verunreinigung verfälscht das Messergebnis. Piksen Sie seitlich an der Fingerkuppe, das tut nicht so weh. Daumen und Zeigefinger bleiben außen vor, die werden im täglichen Leben gebraucht. Die Messstreifen sollten nur in der orig. Dose aufbewahrt werden. Unter Bemerkungen lassen sich Faktoren aufschreiben, die den Blutzuckerwert beeinflussen könnten. Etwa Krankheit, Stress, Essen, usw. Bevor Sie sich ans Steuer Ihres Autos setzen, bitte immer erst den Blutzuckerspiegel messen!

Persönliche Daten

Name

Straße

PLZ/Ort

Telefon

BITTE VON IHREM ARZT AUSFÜLLEN

Therapie für Ihre Insulinbehandlung

Zielwerte	Korrektur-Regeln	BE/KE-Faktoren
morgens		
mittags		
abends		
spät		

Normalinsulin	kurzwirkende Analoga
Verzögerungsinsulin	langwirkende Analoga

Therapie für Tablettenbehandlung

Medikamente	morgens vor-zu-nach- dem Essen	mittags vor-zu-nach- dem Essen	abends vor-zu-nach- dem Essen	spät

Datum	Messung vor dem Essen / Uhrzeit	Korrektur wie viel Insulin / Uhrzeit	Nahrung Essen & Trinken / Uhrzeit	Meine Schätzung wie hoch der Zuckerwert ist / Uhrzeit	Messung nach dem Essen / Uhrzeit	Korrektur wie viel Insulin / Uhrzeit	Lag meine Schätzung in etwa richtig 👍👎	Blutdruck Gewicht Uhrzeit	Info über... was ich verbessern kann, Bemerkungen Sport, Alkohol/Zigarettengenuss

Datum	Messung vor dem Essen / Uhrzeit	Korrektur wie viel Insulin / Uhrzeit	Nahrung Essen & Trinken / Uhrzeit	Meine Schätzung wie hoch der Zuckerwert ist / Uhrzeit	Messung nach dem Essen / Uhrzeit	Korrektur wie viel Insulin / Uhrzeit	Lag meine Schätzung in etwa richtig 👍👎	Blutdruck Gewicht Uhrzeit	Info über... was ich verbessern kann, Bemerkungen Sport, Alkohol/Zigarettengenuss

Datum	Messung vor dem Essen / Uhrzeit	Korrektur wie viel Insulin / Uhrzeit	Nahrung Essen & Trinken / Uhrzeit	Meine Schätzung wie hoch der Zuckerwert ist / Uhrzeit	Messung nach dem Essen / Uhrzeit	Korrektur wie viel Insulin / Uhrzeit	Lag meine Schätzung in etwa richtig 👍 👎	Blutdruck Gewicht Uhrzeit	Info über... was ich verbessern kann, Bemerkungen Sport, Alkohol/Zigarettengenuss
▼	▼	▼	▼	▼	▼	▼	▼ ▼	▼	▼

Datum	Messung vor dem Essen / Uhrzeit	Korrektur wie viel Insulin / Uhrzeit	Nahrung Essen & Trinken / Uhrzeit	Meine Schätzung wie hoch der Zuckerwert ist / Uhrzeit	Messung nach dem Essen / Uhrzeit	Korrektur wie viel Insulin / Uhrzeit	Lag meine Schätzung in etwa richtig 👍 👎	Blutdruck Gewicht Uhrzeit	Info über... was ich verbessern kann, Bemerkungen Sport, Alkohol/Zigarettengenuss
▼	▼	▼	▼	▼	▼	▼	▼ ▼	▼	▼

Datum	Messung vor dem Essen / Uhrzeit	Korrektur wie viel Insulin / Uhrzeit	Nahrung Essen & Trinken / Uhrzeit	Meine Schätzung wie hoch der Zuckerwert ist / Uhrzeit	Messung nach dem Essen / Uhrzeit	Korrektur wie viel Insulin / Uhrzeit	Lag meine Schätzung in etwa richtig 👍 👎	Blutdruck Gewicht Uhrzeit	Info über... was ich verbessern kann, Bemerkungen Sport, Alkohol/Zigarettengenuss
Datum	Messung vor dem Essen / Uhrzeit	Korrektur wie viel Insulin / Uhrzeit	Nahrung Essen & Trinken / Uhrzeit	Meine Schätzung wie hoch der Zuckerwert ist / Uhrzeit	Messung nach dem Essen / Uhrzeit	Korrektur wie viel Insulin / Uhrzeit	Lag meine Schätzung in etwa richtig 👍 👎	Blutdruck Gewicht Uhrzeit	Info über... was ich verbessern kann, Bemerkungen Sport, Alkohol/Zigarettengenuss

Datum	Messung vor dem Essen / Uhrzeit	Korrektur wie viel Insulin / Uhrzeit	Nahrung Essen & Trinken / Uhrzeit	Meine Schätzung wie hoch der Zuckerwert ist / Uhrzeit	Messung nach dem Essen / Uhrzeit	Korrektur wie viel Insulin / Uhrzeit	Lag meine Schätzung in etwa richtig 👍 👎	Blutdruck Gewicht Uhrzeit	Info über… was ich verbessern kann, Bemerkungen Sport, Alkohol/Zigarettengenuss
▼	▼	▼	▼	▼	▼	▼	▼ ▼	▼	▼
Datum	Messung vor dem Essen / Uhrzeit	Korrektur wie viel Insulin / Uhrzeit	Nahrung Essen & Trinken / Uhrzeit	Meine Schätzung wie hoch der Zuckerwert ist / Uhrzeit	Messung nach dem Essen / Uhrzeit	Korrektur wie viel Insulin / Uhrzeit	Lag meine Schätzung in etwa richtig 👍 👎	Blutdruck Gewicht Uhrzeit	Info über… was ich verbessern kann, Bemerkungen Sport, Alkohol/Zigarettengenuss
▼	▼	▼	▼	▼	▼	▼	▼ ▼	▼	▼

Datum	Messung vor dem Essen / Uhrzeit	Korrektur wie viel Insulin / Uhrzeit	Nahrung Essen & Trinken / Uhrzeit	Meine Schätzung wie hoch der Zuckerwert ist / Uhrzeit	Messung nach dem Essen / Uhrzeit	Korrektur wie viel Insulin / Uhrzeit	Lag meine Schätzung in etwa richtig 👍 👎	Blutdruck Gewicht Uhrzeit	Info über… was ich verbessern kann, Bemerkungen Sport, Alkohol/Zigarettengenuss
Datum	Messung vor dem Essen / Uhrzeit	Korrektur wie viel Insulin / Uhrzeit	Nahrung Essen & Trinken / Uhrzeit	Meine Schätzung wie hoch der Zuckerwert ist / Uhrzeit	Messung nach dem Essen / Uhrzeit	Korrektur wie viel Insulin / Uhrzeit	Lag meine Schätzung in etwa richtig 👍 👎	Blutdruck Gewicht Uhrzeit	Info über… was ich verbessern kann, Bemerkungen Sport, Alkohol/Zigarettengenuss

Datum	Messung vor dem Essen / Uhrzeit	Korrektur wie viel Insulin / Uhrzeit	Nahrung Essen & Trinken / Uhrzeit	Meine Schätzung wie hoch der Zuckerwert ist / Uhrzeit	Messung nach dem Essen / Uhrzeit	Korrektur wie viel Insulin / Uhrzeit	Lag meine Schätzung in etwa richtig 👍 👎	Blutdruck Gewicht Uhrzeit	Info über... was ich verbessern kann, Bemerkungen Sport, Alkohol/Zigarettengenuss
Datum	Messung vor dem Essen / Uhrzeit	Korrektur wie viel Insulin / Uhrzeit	Nahrung Essen & Trinken / Uhrzeit	Meine Schätzung wie hoch der Zuckerwert ist / Uhrzeit	Messung nach dem Essen / Uhrzeit	Korrektur wie viel Insulin / Uhrzeit	Lag meine Schätzung in etwa richtig 👍 👎	Blutdruck Gewicht Uhrzeit	Info über... was ich verbessern kann, Bemerkungen Sport, Alkohol/Zigarettengenuss

Datum	Messung vor dem Essen / Uhrzeit	Korrektur wie viel Insulin / Uhrzeit	Nahrung Essen & Trinken / Uhrzeit	Meine Schätzung wie hoch der Zuckerwert ist / Uhrzeit	Messung nach dem Essen / Uhrzeit	Korrektur wie viel Insulin / Uhrzeit	Lag meine Schätzung in etwa richtig 👍 👎	Blutdruck Gewicht Uhrzeit	Info über... was ich verbessern kann, Bemerkungen Sport, Alkohol/Zigarettengenuss

Datum	Messung vor dem Essen / Uhrzeit	Korrektur wie viel Insulin / Uhrzeit	Nahrung Essen & Trinken / Uhrzeit	Meine Schätzung wie hoch der Zuckerwert ist / Uhrzeit	Messung nach dem Essen / Uhrzeit	Korrektur wie viel Insulin / Uhrzeit	Lag meine Schätzung in etwa richtig 👍 👎	Blutdruck Gewicht Uhrzeit	Info über... was ich verbessern kann, Bemerkungen Sport, Alkohol/Zigarettengenuss

Datum	Messung vor dem Essen / Uhrzeit	Korrektur wie viel Insulin / Uhrzeit	Nahrung Essen & Trinken / Uhrzeit	Meine Schätzung wie hoch der Zuckerwert ist / Uhrzeit	Messung nach dem Essen / Uhrzeit	Korrektur wie viel Insulin / Uhrzeit	Lag meine Schätzung in etwa richtig 👍 👎	Blutdruck Gewicht Uhrzeit	Info über... was ich verbessern kann, Bemerkungen Sport, Alkohol/Zigarettengenuss
▼	▼	▼	▼	▼	▼	▼	▼	▼	▼
Datum	Messung vor dem Essen / Uhrzeit	Korrektur wie viel Insulin / Uhrzeit	Nahrung Essen & Trinken / Uhrzeit	Meine Schätzung wie hoch der Zuckerwert ist / Uhrzeit	Messung nach dem Essen / Uhrzeit	Korrektur wie viel Insulin / Uhrzeit	Lag meine Schätzung in etwa richtig 👍 👎	Blutdruck Gewicht Uhrzeit	Info über... was ich verbessern kann, Bemerkungen Sport, Alkohol/Zigarettengenuss
▼	▼	▼	▼	▼	▼	▼	▼	▼	▼
Datum	Messung vor dem Essen / Uhrzeit	Korrektur wie viel Insulin / Uhrzeit	Nahrung Essen & Trinken / Uhrzeit	Meine Schätzung wie hoch der Zuckerwert ist / Uhrzeit	Messung nach dem Essen / Uhrzeit	Korrektur wie viel Insulin / Uhrzeit	Lag meine Schätzung in etwa richtig	Blutdruck Gewicht Uhrzeit	Info über... was ich verbessern kann, Bemerkungen Sport, Alkohol/Zigarettengenuss

Datum	Messung vor dem Essen / Uhrzeit	Korrektur wie viel Insulin / Uhrzeit	Nahrung Essen & Trinken / Uhrzeit	Meine Schätzung wie hoch der Zuckerwert ist / Uhrzeit	Messung nach dem Essen / Uhrzeit	Korrektur wie viel Insulin / Uhrzeit	Lag meine Schätzung in etwa richtig 👍 👎	Blutdruck Gewicht Uhrzeit	Info über… was ich verbessern kann, Bemerkungen Sport, Alkohol/Zigarettengenuss
Datum	Messung vor dem Essen / Uhrzeit	Korrektur wie viel Insulin / Uhrzeit	Nahrung Essen & Trinken / Uhrzeit	Meine Schätzung wie hoch der Zuckerwert ist / Uhrzeit	Messung nach dem Essen / Uhrzeit	Korrektur wie viel Insulin / Uhrzeit	Lag meine Schätzung in etwa richtig 👍 👎	Blutdruck Gewicht Uhrzeit	Info über… was ich verbessern kann, Bemerkungen Sport, Alkohol/Zigarettengenuss

Datum	Messung vor dem Essen / Uhrzeit	Korrektur wie viel Insulin / Uhrzeit	Nahrung Essen & Trinken / Uhrzeit	Meine Schätzung wie hoch der Zuckerwert ist / Uhrzeit	Messung nach dem Essen / Uhrzeit	Korrektur wie viel Insulin / Uhrzeit	Lag meine Schätzung in etwa richtig 👍 👎	Blutdruck Gewicht Uhrzeit	Info über... was ich verbessern kann, Bemerkungen Sport, Alkohol/Zigarettengenuss
▼	▼	▼	▼	▼	▼	▼	▼ ▼	▼	▼

Datum	Messung vor dem Essen / Uhrzeit	Korrektur wie viel Insulin / Uhrzeit	Nahrung Essen & Trinken / Uhrzeit	Meine Schätzung wie hoch der Zuckerwert ist / Uhrzeit	Messung nach dem Essen / Uhrzeit	Korrektur wie viel Insulin / Uhrzeit	Lag meine Schätzung in etwa richtig 👍 👎	Blutdruck Gewicht Uhrzeit	Info über... was ich verbessern kann, Bemerkungen Sport, Alkohol/Zigarettengenuss
▼	▼	▼	▼	▼	▼	▼	▼ ▼	▼	▼

Datum	Messung vor dem Essen / Uhrzeit	Korrektur wie viel Insulin / Uhrzeit	Nahrung Essen & Trinken / Uhrzeit	Meine Schätzung wie hoch der Zuckerwert ist / Uhrzeit	Messung nach dem Essen / Uhrzeit	Korrektur wie viel Insulin / Uhrzeit	Lag meine Schätzung in etwa richtig 👍 👎	Blutdruck Gewicht Uhrzeit	Info über... was ich verbessern kann, Bemerkungen Sport, Alkohol/Zigarettengenuss
Datum	Messung vor dem Essen / Uhrzeit	Korrektur wie viel Insulin / Uhrzeit	Nahrung Essen & Trinken / Uhrzeit	Meine Schätzung wie hoch der Zuckerwert ist / Uhrzeit	Messung nach dem Essen / Uhrzeit	Korrektur wie viel Insulin / Uhrzeit	Lag meine Schätzung in etwa richtig 👍 👎	Blutdruck Gewicht Uhrzeit	Info über... was ich verbessern kann, Bemerkungen Sport, Alkohol/Zigarettengenuss

Datum	Messung vor dem Essen / Uhrzeit	Korrektur wie viel Insulin / Uhrzeit	Nahrung Essen & Trinken / Uhrzeit	Meine Schätzung wie hoch der Zuckerwert ist / Uhrzeit	Messung nach dem Essen / Uhrzeit	Korrektur wie viel Insulin / Uhrzeit	Lag meine Schätzung in etwa richtig 👍👎	Blutdruck Gewicht Uhrzeit	Info über... was ich verbessern kann, Bemerkungen Sport, Alkohol/Zigarettengenuss
Datum	Messung vor dem Essen / Uhrzeit	Korrektur wie viel Insulin / Uhrzeit	Nahrung Essen & Trinken / Uhrzeit	Meine Schätzung wie hoch der Zuckerwert ist / Uhrzeit	Messung nach dem Essen / Uhrzeit	Korrektur wie viel Insulin / Uhrzeit	Lag meine Schätzung in etwa richtig 👍👎	Blutdruck Gewicht Uhrzeit	Info über... was ich verbessern kann, Bemerkungen Sport, Alkohol/Zigarettengenuss

Datum	Messung vor dem Essen / Uhrzeit	Korrektur wie viel Insulin / Uhrzeit	Nahrung Essen & Trinken / Uhrzeit	Meine Schätzung wie hoch der Zuckerwert ist / Uhrzeit	Messung nach dem Essen / Uhrzeit	Korrektur wie viel Insulin / Uhrzeit	Lag meine Schätzung in etwa richtig 👍 👎	Blutdruck Gewicht Uhrzeit	Info über... was ich verbessern kann, Bemerkungen Sport, Alkohol/Zigarettengenuss
Datum	Messung vor dem Essen / Uhrzeit	Korrektur wie viel Insulin / Uhrzeit	Nahrung Essen & Trinken / Uhrzeit	Meine Schätzung wie hoch der Zuckerwert ist / Uhrzeit	Messung nach dem Essen / Uhrzeit	Korrektur wie viel Insulin / Uhrzeit	Lag meine Schätzung in etwa richtig 👍 👎	Blutdruck Gewicht Uhrzeit	Info über... was ich verbessern kann, Bemerkungen Sport, Alkohol/Zigarettengenuss

Datum	Messung vor dem Essen / Uhrzeit	Korrektur wie viel Insulin / Uhrzeit	Nahrung Essen & Trinken / Uhrzeit	Meine Schätzung wie hoch der Zuckerwert ist / Uhrzeit	Messung nach dem Essen / Uhrzeit	Korrektur wie viel Insulin / Uhrzeit	Lag meine Schätzung in etwa richtig 👍 👎	Blutdruck Gewicht Uhrzeit	Info über... was ich verbessern kann, Bemerkungen Sport, Alkohol/Zigarettengenuss
Datum	Messung vor dem Essen / Uhrzeit	Korrektur wie viel Insulin / Uhrzeit	Nahrung Essen & Trinken / Uhrzeit	Meine Schätzung wie hoch der Zuckerwert ist / Uhrzeit	Messung nach dem Essen / Uhrzeit	Korrektur wie viel Insulin / Uhrzeit	Lag meine Schätzung in etwa richtig 👍 👎	Blutdruck Gewicht Uhrzeit	Info über... was ich verbessern kann, Bemerkungen Sport, Alkohol/Zigarettengenuss

Datum	Messung vor dem Essen / Uhrzeit	Korrektur wie viel Insulin / Uhrzeit	Nahrung Essen & Trinken / Uhrzeit	Meine Schätzung wie hoch der Zuckerwert ist / Uhrzeit	Messung nach dem Essen / Uhrzeit	Korrektur wie viel Insulin / Uhrzeit	Lag meine Schätzung in etwa richtig 👍 👎	Blutdruck Gewicht Uhrzeit	Info über... was ich verbessern kann, Bemerkungen Sport, Alkohol/Zigarettengenuss
Datum	Messung vor dem Essen / Uhrzeit	Korrektur wie viel Insulin / Uhrzeit	Nahrung Essen & Trinken / Uhrzeit	Meine Schätzung wie hoch der Zuckerwert ist / Uhrzeit	Messung nach dem Essen / Uhrzeit	Korrektur wie viel Insulin / Uhrzeit	Lag meine Schätzung in etwa richtig 👍 👎	Blutdruck Gewicht Uhrzeit	Info über... was ich verbessern kann, Bemerkungen Sport, Alkohol/Zigarettengenuss

Datum	Messung vor dem Essen / Uhrzeit	Korrektur wie viel Insulin / Uhrzeit	Nahrung Essen & Trinken / Uhrzeit	Meine Schätzung wie hoch der Zuckerwert ist / Uhrzeit	Messung nach dem Essen / Uhrzeit	Korrektur wie viel Insulin / Uhrzeit	Lag meine Schätzung in etwa richtig 👍 👎	Blutdruck Gewicht Uhrzeit	Info über... was ich verbessern kann, Bemerkungen Sport, Alkohol/Zigarettengenuss
Datum	Messung vor dem Essen / Uhrzeit	Korrektur wie viel Insulin / Uhrzeit	Nahrung Essen & Trinken / Uhrzeit	Meine Schätzung wie hoch der Zuckerwert ist / Uhrzeit	Messung nach dem Essen / Uhrzeit	Korrektur wie viel Insulin / Uhrzeit	Lag meine Schätzung in etwa richtig 👍 👎	Blutdruck Gewicht Uhrzeit	Info über... was ich verbessern kann, Bemerkungen Sport, Alkohol/Zigarettengenuss

Datum	Messung vor dem Essen / Uhrzeit	Korrektur wie viel Insulin / Uhrzeit	Nahrung Essen & Trinken / Uhrzeit	Meine Schätzung wie hoch der Zuckerwert ist / Uhrzeit	Messung nach dem Essen / Uhrzeit	Korrektur wie viel Insulin / Uhrzeit	Lag meine Schätzung in etwa richtig 👍 👎	Blutdruck Gewicht Uhrzeit	Info über… was ich verbessern kann, Bemerkungen Sport, Alkohol/Zigarettengenuss
Datum	Messung vor dem Essen / Uhrzeit	Korrektur wie viel Insulin / Uhrzeit	Nahrung Essen & Trinken / Uhrzeit	Meine Schätzung wie hoch der Zuckerwert ist / Uhrzeit	Messung nach dem Essen / Uhrzeit	Korrektur wie viel Insulin / Uhrzeit	Lag meine Schätzung in etwa richtig 👍 👎	Blutdruck Gewicht Uhrzeit	Info über… was ich verbessern kann, Bemerkungen Sport, Alkohol/Zigarettengenuss

Datum	Messung vor dem Essen / Uhrzeit	Korrektur wie viel Insulin / Uhrzeit	Nahrung Essen & Trinken / Uhrzeit	Meine Schätzung wie hoch der Zuckerwert ist / Uhrzeit	Messung nach dem Essen / Uhrzeit	Korrektur wie viel Insulin / Uhrzeit	Lag meine Schätzung in etwa richtig 👍 👎	Blutdruck Gewicht Uhrzeit	Info über… was ich verbessern kann, Bemerkungen Sport, Alkohol/Zigarettengenuss
▼	▼	▼	▼	▼	▼	▼	▼ ▼	▼	▼

Datum	Messung vor dem Essen / Uhrzeit	Korrektur wie viel Insulin / Uhrzeit	Nahrung Essen & Trinken / Uhrzeit	Meine Schätzung wie hoch der Zuckerwert ist / Uhrzeit	Messung nach dem Essen / Uhrzeit	Korrektur wie viel Insulin / Uhrzeit	Lag meine Schätzung in etwa richtig 👍 👎	Blutdruck Gewicht Uhrzeit	Info über… was ich verbessern kann, Bemerkungen Sport, Alkohol/Zigarettengenuss
▼	▼	▼	▼	▼	▼	▼	▼ ▼	▼	▼

Datum	Messung vor dem Essen / Uhrzeit	Korrektur wie viel Insulin / Uhrzeit	Nahrung Essen & Trinken / Uhrzeit	Meine Schätzung wie hoch der Zuckerwert ist / Uhrzeit	Messung nach dem Essen / Uhrzeit	Korrektur wie viel Insulin / Uhrzeit	Lag meine Schätzung in etwa richtig 👍 👎	Blutdruck Gewicht Uhrzeit	Info über... was ich verbessern kann, Bemerkungen Sport, Alkohol/Zigarettengenuss
Datum	Messung vor dem Essen / Uhrzeit	Korrektur wie viel Insulin / Uhrzeit	Nahrung Essen & Trinken / Uhrzeit	Meine Schätzung wie hoch der Zuckerwert ist / Uhrzeit	Messung nach dem Essen / Uhrzeit	Korrektur wie viel Insulin / Uhrzeit	Lag meine Schätzung in etwa richtig 👍 👎	Blutdruck Gewicht Uhrzeit	Info über... was ich verbessern kann, Bemerkungen Sport, Alkohol/Zigarettengenuss

Datum	Messung vor dem Essen / Uhrzeit	Korrektur wie viel Insulin / Uhrzeit	Nahrung Essen & Trinken / Uhrzeit	Meine Schätzung wie hoch der Zuckerwert ist / Uhrzeit	Messung nach dem Essen / Uhrzeit	Korrektur wie viel Insulin / Uhrzeit	Lag meine Schätzung in etwa richtig 👍 👎	Blutdruck Gewicht Uhrzeit	Info über... was ich verbessern kann, Bemerkungen Sport, Alkohol/Zigarettengenuss

Datum	Messung vor dem Essen / Uhrzeit	Korrektur wie viel Insulin / Uhrzeit	Nahrung Essen & Trinken / Uhrzeit	Meine Schätzung wie hoch der Zuckerwert ist / Uhrzeit	Messung nach dem Essen / Uhrzeit	Korrektur wie viel Insulin / Uhrzeit	Lag meine Schätzung in etwa richtig 👍 👎	Blutdruck Gewicht Uhrzeit	Info über... was ich verbessern kann, Bemerkungen Sport, Alkohol/Zigarettengenuss

Datum	Messung vor dem Essen / Uhrzeit	Korrektur wie viel Insulin / Uhrzeit	Nahrung Essen & Trinken / Uhrzeit	Meine Schätzung wie hoch der Zuckerwert ist / Uhrzeit	Messung nach dem Essen / Uhrzeit	Korrektur wie viel Insulin / Uhrzeit	Lag meine Schätzung in etwa richtig 👍 👎	Blutdruck Gewicht Uhrzeit	Info über… was ich verbessern kann, Bemerkungen Sport, Alkohol/Zigarettengenuss
Datum	Messung vor dem Essen / Uhrzeit	Korrektur wie viel Insulin / Uhrzeit	Nahrung Essen & Trinken / Uhrzeit	Meine Schätzung wie hoch der Zuckerwert ist / Uhrzeit	Messung nach dem Essen / Uhrzeit	Korrektur wie viel Insulin / Uhrzeit	Lag meine Schätzung in etwa richtig 👍 👎	Blutdruck Gewicht Uhrzeit	Info über… was ich verbessern kann, Bemerkungen Sport, Alkohol/Zigarettengenuss

Datum	Messung vor dem Essen / Uhrzeit	Korrektur wie viel Insulin / Uhrzeit	Nahrung Essen & Trinken / Uhrzeit	Meine Schätzung wie hoch der Zuckerwert ist / Uhrzeit	Messung nach dem Essen / Uhrzeit	Korrektur wie viel Insulin / Uhrzeit	Lag meine Schätzung in etwa richtig 👍 👎	Blutdruck Gewicht Uhrzeit	Info über... was ich verbessern kann, Bemerkungen Sport, Alkohol/Zigarettengenuss
▼	▼	▼	▼	▼	▼	▼	▼ ▼	▼	▼
Datum	Messung vor dem Essen / Uhrzeit	Korrektur wie viel Insulin / Uhrzeit	Nahrung Essen & Trinken / Uhrzeit	Meine Schätzung wie hoch der Zuckerwert ist / Uhrzeit	Messung nach dem Essen / Uhrzeit	Korrektur wie viel Insulin / Uhrzeit	Lag meine Schätzung in etwa richtig 👍 👎	Blutdruck Gewicht Uhrzeit	Info über... was ich verbessern kann, Bemerkungen Sport, Alkohol/Zigarettengenuss
▼	▼	▼	▼	▼	▼	▼	▼ ▼	▼	▼

Datum	Messung vor dem Essen / Uhrzeit	Korrektur wie viel Insulin / Uhrzeit	Nahrung Essen & Trinken / Uhrzeit	Meine Schätzung wie hoch der Zuckerwert ist / Uhrzeit	Messung nach dem Essen / Uhrzeit	Korrektur wie viel Insulin / Uhrzeit	Lag meine Schätzung in etwa richtig 👍 👎	Blutdruck Gewicht Uhrzeit	Info über... was ich verbessern kann, Bemerkungen Sport, Alkohol/Zigarettengenuss
▼	▼	▼	▼	▼	▼	▼	▼ ▼	▼	▼
Datum	Messung vor dem Essen / Uhrzeit	Korrektur wie viel Insulin / Uhrzeit	Nahrung Essen & Trinken / Uhrzeit	Meine Schätzung wie hoch der Zuckerwert ist / Uhrzeit	Messung nach dem Essen / Uhrzeit	Korrektur wie viel Insulin / Uhrzeit	Lag meine Schätzung in etwa richtig 👍 👎	Blutdruck Gewicht Uhrzeit	Info über... was ich verbessern kann, Bemerkungen Sport, Alkohol/Zigarettengenuss
▼	▼	▼	▼	▼	▼	▼	▼ ▼	▼	▼

Datum	Messung vor dem Essen / Uhrzeit	Korrektur wie viel Insulin / Uhrzeit	Nahrung Essen & Trinken / Uhrzeit	Meine Schätzung wie hoch der Zuckerwert ist / Uhrzeit	Messung nach dem Essen / Uhrzeit	Korrektur wie viel Insulin / Uhrzeit	Lag meine Schätzung in etwa richtig 👍 👎	Blutdruck Gewicht Uhrzeit	Info über... was ich verbessern kann, Bemerkungen Sport, Alkohol/Zigarettengenuss
▼	▼	▼	▼	▼	▼	▼	▼	▼	▼
Datum	Messung vor dem Essen / Uhrzeit	Korrektur wie viel Insulin / Uhrzeit	Nahrung Essen & Trinken / Uhrzeit	Meine Schätzung wie hoch der Zuckerwert ist / Uhrzeit	Messung nach dem Essen / Uhrzeit	Korrektur wie viel Insulin / Uhrzeit	Lag meine Schätzung in etwa richtig 👍 👎	Blutdruck Gewicht Uhrzeit	Info über... was ich verbessern kann, Bemerkungen Sport, Alkohol/Zigarettengenuss
▼	▼	▼	▼	▼	▼	▼	▼	▼	▼

Datum	Messung vor dem Essen / Uhrzeit	Korrektur wie viel Insulin / Uhrzeit	Nahrung Essen & Trinken / Uhrzeit	Meine Schätzung wie hoch der Zuckerwert ist / Uhrzeit	Messung nach dem Essen / Uhrzeit	Korrektur wie viel Insulin / Uhrzeit	Lag meine Schätzung in etwa richtig 👍 👎	Blutdruck Gewicht Uhrzeit	Info über... was ich verbessern kann, Bemerkungen Sport, Alkohol/Zigarettengenuss
Datum	Messung vor dem Essen / Uhrzeit	Korrektur wie viel Insulin / Uhrzeit	Nahrung Essen & Trinken / Uhrzeit	Meine Schätzung wie hoch der Zuckerwert ist / Uhrzeit	Messung nach dem Essen / Uhrzeit	Korrektur wie viel Insulin / Uhrzeit	Lag meine Schätzung in etwa richtig 👍 👎	Blutdruck Gewicht Uhrzeit	Info über... was ich verbessern kann, Bemerkungen Sport, Alkohol/Zigarettengenuss

Datum	Messung vor dem Essen / Uhrzeit	Korrektur wie viel Insulin / Uhrzeit	Nahrung Essen & Trinken / Uhrzeit	Meine Schätzung wie hoch der Zuckerwert ist / Uhrzeit	Messung nach dem Essen / Uhrzeit	Korrektur wie viel Insulin / Uhrzeit	Lag meine Schätzung in etwa richtig	Blutdruck Gewicht Uhrzeit	Info über... was ich verbessern kann, Bemerkungen Sport, Alkohol/Zigarettengenuss
Datum	Messung vor dem Essen / Uhrzeit	Korrektur wie viel Insulin / Uhrzeit	Nahrung Essen & Trinken / Uhrzeit	Meine Schätzung wie hoch der Zuckerwert ist / Uhrzeit	Messung nach dem Essen / Uhrzeit	Korrektur wie viel Insulin / Uhrzeit	Lag meine Schätzung in etwa richtig	Blutdruck Gewicht Uhrzeit	Info über... was ich verbessern kann, Bemerkungen Sport, Alkohol/Zigarettengenuss

Datum	Messung vor dem Essen / Uhrzeit	Korrektur wie viel Insulin / Uhrzeit	Nahrung Essen & Trinken / Uhrzeit	Meine Schätzung wie hoch der Zuckerwert ist / Uhrzeit	Messung nach dem Essen / Uhrzeit	Korrektur wie viel Insulin / Uhrzeit	Lag meine Schätzung in etwa richtig 👍 👎	Blutdruck Gewicht Uhrzeit	Info über... was ich verbessern kann, Bemerkungen Sport, Alkohol/Zigarettengenuss
Datum	Messung vor dem Essen / Uhrzeit	Korrektur wie viel Insulin / Uhrzeit	Nahrung Essen & Trinken / Uhrzeit	Meine Schätzung wie hoch der Zuckerwert ist / Uhrzeit	Messung nach dem Essen / Uhrzeit	Korrektur wie viel Insulin / Uhrzeit	Lag meine Schätzung in etwa richtig 👍 👎	Blutdruck Gewicht Uhrzeit	Info über... was ich verbessern kann, Bemerkungen Sport, Alkohol/Zigarettengenuss

Datum	Messung vor dem Essen / Uhrzeit	Korrektur wie viel Insulin / Uhrzeit	Nahrung Essen & Trinken / Uhrzeit	Meine Schätzung wie hoch der Zuckerwert ist / Uhrzeit	Messung nach dem Essen / Uhrzeit	Korrektur wie viel Insulin / Uhrzeit	Lag meine Schätzung in etwa richtig 👍👎	Blutdruck Gewicht Uhrzeit	Info über… was ich verbessern kann, Bemerkungen Sport, Alkohol/Zigarettengenuss

Datum	Messung vor dem Essen / Uhrzeit	Korrektur wie viel Insulin / Uhrzeit	Nahrung Essen & Trinken / Uhrzeit	Meine Schätzung wie hoch der Zuckerwert ist / Uhrzeit	Messung nach dem Essen / Uhrzeit	Korrektur wie viel Insulin / Uhrzeit	Lag meine Schätzung in etwa richtig 👍👎	Blutdruck Gewicht Uhrzeit	Info über… was ich verbessern kann, Bemerkungen Sport, Alkohol/Zigarettengenuss

Datum	Messung vor dem Essen / Uhrzeit	Korrektur wie viel Insulin / Uhrzeit	Nahrung Essen & Trinken / Uhrzeit	Meine Schätzung wie hoch der Zuckerwert ist / Uhrzeit	Messung nach dem Essen / Uhrzeit	Korrektur wie viel Insulin / Uhrzeit	Lag meine Schätzung in etwa richtig 👍 👎	Blutdruck Gewicht Uhrzeit	Info über… was ich verbessern kann, Bemerkungen Sport, Alkohol/Zigarettengenuss
Datum	Messung vor dem Essen / Uhrzeit	Korrektur wie viel Insulin / Uhrzeit	Nahrung Essen & Trinken / Uhrzeit	Meine Schätzung wie hoch der Zuckerwert ist / Uhrzeit	Messung nach dem Essen / Uhrzeit	Korrektur wie viel Insulin / Uhrzeit	Lag meine Schätzung in etwa richtig 👍 👎	Blutdruck Gewicht Uhrzeit	Info über… was ich verbessern kann, Bemerkungen Sport, Alkohol/Zigarettengenuss

Datum	Messung vor dem Essen / Uhrzeit	Korrektur wie viel Insulin / Uhrzeit	Nahrung Essen & Trinken / Uhrzeit	Meine Schätzung wie hoch der Zuckerwert ist / Uhrzeit	Messung nach dem Essen / Uhrzeit	Korrektur wie viel Insulin / Uhrzeit	Lag meine Schätzung in etwa richtig 👍 👎	Blutdruck Gewicht Uhrzeit	Info über... was ich verbessern kann, Bemerkungen Sport, Alkohol/Zigarettengenuss
▼	▼	▼	▼	▼	▼	▼	▼	▼	▼
Datum	Messung vor dem Essen / Uhrzeit	Korrektur wie viel Insulin / Uhrzeit	Nahrung Essen & Trinken / Uhrzeit	Meine Schätzung wie hoch der Zuckerwert ist / Uhrzeit	Messung nach dem Essen / Uhrzeit	Korrektur wie viel Insulin / Uhrzeit	Lag meine Schätzung in etwa richtig 👍 👎	Blutdruck Gewicht Uhrzeit	Info über... was ich verbessern kann, Bemerkungen Sport, Alkohol/Zigarettengenuss
▼	▼	▼	▼	▼	▼	▼	▼	▼	▼

Datum	Messung vor dem Essen / Uhrzeit	Korrektur wie viel Insulin / Uhrzeit	Nahrung Essen & Trinken / Uhrzeit	Meine Schätzung wie hoch der Zuckerwert ist / Uhrzeit	Messung nach dem Essen / Uhrzeit	Korrektur wie viel Insulin / Uhrzeit	Lag meine Schätzung in etwa richtig 👍 👎	Blutdruck Gewicht Uhrzeit	Info über... was ich verbessern kann, Bemerkungen Sport, Alkohol/Zigarettengenuss
Datum	Messung vor dem Essen / Uhrzeit	Korrektur wie viel Insulin / Uhrzeit	Nahrung Essen & Trinken / Uhrzeit	Meine Schätzung wie hoch der Zuckerwert ist / Uhrzeit	Messung nach dem Essen / Uhrzeit	Korrektur wie viel Insulin / Uhrzeit	Lag meine Schätzung in etwa richtig 👍 👎	Blutdruck Gewicht Uhrzeit	Info über... was ich verbessern kann, Bemerkungen Sport, Alkohol/Zigarettengenuss

Datum	Messung vor dem Essen / Uhrzeit	Korrektur wie viel Insulin / Uhrzeit	Nahrung Essen & Trinken / Uhrzeit	Meine Schätzung wie hoch der Zuckerwert ist / Uhrzeit	Messung nach dem Essen / Uhrzeit	Korrektur wie viel Insulin / Uhrzeit	Lag meine Schätzung in etwa richtig 👍 👎	Blutdruck Gewicht Uhrzeit	Info über... was ich verbessern kann, Bemerkungen Sport, Alkohol/Zigarettengenuss
Datum	Messung vor dem Essen / Uhrzeit	Korrektur wie viel Insulin / Uhrzeit	Nahrung Essen & Trinken / Uhrzeit	Meine Schätzung wie hoch der Zuckerwert ist / Uhrzeit	Messung nach dem Essen / Uhrzeit	Korrektur wie viel Insulin / Uhrzeit	Lag meine Schätzung in etwa richtig 👍 👎	Blutdruck Gewicht Uhrzeit	Info über... was ich verbessern kann, Bemerkungen Sport, Alkohol/Zigarettengenuss

Datum	Messung vor dem Essen / Uhrzeit	Korrektur wie viel Insulin / Uhrzeit	Nahrung Essen & Trinken / Uhrzeit	Meine Schätzung wie hoch der Zuckerwert ist / Uhrzeit	Messung nach dem Essen / Uhrzeit	Korrektur wie viel Insulin / Uhrzeit	Lag meine Schätzung in etwa richtig 👍 👎	Blutdruck Gewicht Uhrzeit	Info über... was ich verbessern kann, Bemerkungen Sport, Alkohol/Zigarettengenuss
Datum	Messung vor dem Essen / Uhrzeit	Korrektur wie viel Insulin / Uhrzeit	Nahrung Essen & Trinken / Uhrzeit	Meine Schätzung wie hoch der Zuckerwert ist / Uhrzeit	Messung nach dem Essen / Uhrzeit	Korrektur wie viel Insulin / Uhrzeit	Lag meine Schätzung in etwa richtig 👍 👎	Blutdruck Gewicht Uhrzeit	Info über... was ich verbessern kann, Bemerkungen Sport, Alkohol/Zigarettengenuss

Datum	Messung vor dem Essen / Uhrzeit	Korrektur wie viel Insulin / Uhrzeit	Nahrung Essen & Trinken / Uhrzeit	Meine Schätzung wie hoch der Zuckerwert ist / Uhrzeit	Messung nach dem Essen / Uhrzeit	Korrektur wie viel Insulin / Uhrzeit	Lag meine Schätzung in etwa richtig 👍 👎	Blutdruck Gewicht Uhrzeit	Info über... was ich verbessern kann, Bemerkungen Sport, Alkohol/Zigarettengenuss
▼	▼	▼	▼	▼	▼	▼	▼ ▼	▼	▼
Datum	Messung vor dem Essen / Uhrzeit	Korrektur wie viel Insulin / Uhrzeit	Nahrung Essen & Trinken / Uhrzeit	Meine Schätzung wie hoch der Zuckerwert ist / Uhrzeit	Messung nach dem Essen / Uhrzeit	Korrektur wie viel Insulin / Uhrzeit	Lag meine Schätzung in etwa richtig 👍 👎	Blutdruck Gewicht Uhrzeit	Info über... was ich verbessern kann, Bemerkungen Sport, Alkohol/Zigarettengenuss
▼	▼	▼	▼	▼	▼	▼	▼ ▼	▼	▼

Datum	Messung vor dem Essen / Uhrzeit	Korrektur wie viel Insulin / Uhrzeit	Nahrung Essen & Trinken / Uhrzeit	Meine Schätzung wie hoch der Zuckerwert ist / Uhrzeit	Messung nach dem Essen / Uhrzeit	Korrektur wie viel Insulin / Uhrzeit	Lag meine Schätzung in etwa richtig 👍 👎	Blutdruck Gewicht Uhrzeit	Info über... was ich verbessern kann, Bemerkungen Sport, Alkohol/Zigarettengenuss
▼	▼	▼	▼	▼	▼	▼	▼ ▼	▼	▼
Datum	Messung vor dem Essen / Uhrzeit	Korrektur wie viel Insulin / Uhrzeit	Nahrung Essen & Trinken / Uhrzeit	Meine Schätzung wie hoch der Zuckerwert ist / Uhrzeit	Messung nach dem Essen / Uhrzeit	Korrektur wie viel Insulin / Uhrzeit	Lag meine Schätzung in etwa richtig 👍 👎	Blutdruck Gewicht Uhrzeit	Info über... was ich verbessern kann, Bemerkungen Sport, Alkohol/Zigarettengenuss
▼	▼	▼	▼	▼	▼	▼	▼ ▼	▼	▼

Datum	Messung vor dem Essen / Uhrzeit	Korrektur wie viel Insulin / Uhrzeit	Nahrung Essen & Trinken / Uhrzeit	Meine Schätzung wie hoch der Zuckerwert ist / Uhrzeit	Messung nach dem Essen / Uhrzeit	Korrektur wie viel Insulin / Uhrzeit	Lag meine Schätzung in etwa richtig 👍 👎	Blutdruck Gewicht Uhrzeit	Info über… was ich verbessern kann, Bemerkungen Sport, Alkohol/Zigarettengenuss
Datum	Messung vor dem Essen / Uhrzeit	Korrektur wie viel Insulin / Uhrzeit	Nahrung Essen & Trinken / Uhrzeit	Meine Schätzung wie hoch der Zuckerwert ist / Uhrzeit	Messung nach dem Essen / Uhrzeit	Korrektur wie viel Insulin / Uhrzeit	Lag meine Schätzung in etwa richtig 👍 👎	Blutdruck Gewicht Uhrzeit	Info über… was ich verbessern kann, Bemerkungen Sport, Alkohol/Zigarettengenuss

Datum	Messung vor dem Essen / Uhrzeit	Korrektur wie viel Insulin / Uhrzeit	Nahrung Essen & Trinken / Uhrzeit	Meine Schätzung wie hoch der Zuckerwert ist / Uhrzeit	Messung nach dem Essen / Uhrzeit	Korrektur wie viel Insulin / Uhrzeit	Lag meine Schätzung in etwa richtig 👍 👎	Blutdruck Gewicht Uhrzeit	Info über… was ich verbessern kann, Bemerkungen Sport, Alkohol/Zigarettengenuss
Datum	Messung vor dem Essen / Uhrzeit	Korrektur wie viel Insulin / Uhrzeit	Nahrung Essen & Trinken / Uhrzeit	Meine Schätzung wie hoch der Zuckerwert ist / Uhrzeit	Messung nach dem Essen / Uhrzeit	Korrektur wie viel Insulin / Uhrzeit	Lag meine Schätzung in etwa richtig 👍 👎	Blutdruck Gewicht Uhrzeit	Info über… was ich verbessern kann, Bemerkungen Sport, Alkohol/Zigarettengenuss

Datum	Messung vor dem Essen / Uhrzeit	Korrektur wie viel Insulin / Uhrzeit	Nahrung Essen & Trinken / Uhrzeit	Meine Schätzung wie hoch der Zuckerwert ist / Uhrzeit	Messung nach dem Essen / Uhrzeit	Korrektur wie viel Insulin / Uhrzeit	Lag meine Schätzung in etwa richtig 👍 👎	Blutdruck Gewicht Uhrzeit	Info über… was ich verbessern kann, Bemerkungen Sport, Alkohol/Zigarettengenuss
Datum	Messung vor dem Essen / Uhrzeit	Korrektur wie viel Insulin / Uhrzeit	Nahrung Essen & Trinken / Uhrzeit	Meine Schätzung wie hoch der Zuckerwert ist / Uhrzeit	Messung nach dem Essen / Uhrzeit	Korrektur wie viel Insulin / Uhrzeit	Lag meine Schätzung in etwa richtig 👍 👎	Blutdruck Gewicht Uhrzeit	Info über… was ich verbessern kann, Bemerkungen Sport, Alkohol/Zigarettengenuss

Datum	Messung vor dem Essen / Uhrzeit	Korrektur wie viel Insulin / Uhrzeit	Nahrung Essen & Trinken / Uhrzeit	Meine Schätzung wie hoch der Zuckerwert ist / Uhrzeit	Messung nach dem Essen / Uhrzeit	Korrektur wie viel Insulin / Uhrzeit	Lag meine Schätzung in etwa richtig 👍 👎	Blutdruck Gewicht Uhrzeit	Info über... was ich verbessern kann, Bemerkungen Sport, Alkohol/Zigarettengenuss
▼	▼	▼	▼	▼	▼	▼	▼ ▼	▼	▼

Datum	Messung vor dem Essen / Uhrzeit	Korrektur wie viel Insulin / Uhrzeit	Nahrung Essen & Trinken / Uhrzeit	Meine Schätzung wie hoch der Zuckerwert ist / Uhrzeit	Messung nach dem Essen / Uhrzeit	Korrektur wie viel Insulin / Uhrzeit	Lag meine Schätzung in etwa richtig 👍 👎	Blutdruck Gewicht Uhrzeit	Info über... was ich verbessern kann, Bemerkungen Sport, Alkohol/Zigarettengenuss
▼	▼	▼	▼	▼	▼	▼	▼ ▼	▼	▼

Datum	Messung vor dem Essen / Uhrzeit	Korrektur wie viel Insulin / Uhrzeit	Nahrung Essen & Trinken / Uhrzeit	Meine Schätzung wie hoch der Zuckerwert ist / Uhrzeit	Messung nach dem Essen / Uhrzeit	Korrektur wie viel Insulin / Uhrzeit	Lag meine Schätzung in etwa richtig 👍 👎	Blutdruck Gewicht Uhrzeit	Info über... was ich verbessern kann, Bemerkungen Sport, Alkohol/Zigarettengenuss
▼	▼	▼	▼	▼	▼	▼	▼ ▼	▼	▼
Datum	Messung vor dem Essen / Uhrzeit	Korrektur wie viel Insulin / Uhrzeit	Nahrung Essen & Trinken / Uhrzeit	Meine Schätzung wie hoch der Zuckerwert ist / Uhrzeit	Messung nach dem Essen / Uhrzeit	Korrektur wie viel Insulin / Uhrzeit	Lag meine Schätzung in etwa richtig 👍 👎	Blutdruck Gewicht Uhrzeit	Info über... was ich verbessern kann, Bemerkungen Sport, Alkohol/Zigarettengenuss
▼	▼	▼	▼	▼	▼	▼	▼ ▼	▼	▼

Datum	Messung vor dem Essen / Uhrzeit	Korrektur wie viel Insulin / Uhrzeit	Nahrung Essen & Trinken / Uhrzeit	Meine Schätzung wie hoch der Zuckerwert ist / Uhrzeit	Messung nach dem Essen / Uhrzeit	Korrektur wie viel Insulin / Uhrzeit	Lag meine Schätzung in etwa richtig 👍 👎	Blutdruck Gewicht Uhrzeit	Info über... was ich verbessern kann, Bemerkungen Sport, Alkohol/Zigarettengenuss

Datum	Messung vor dem Essen / Uhrzeit	Korrektur wie viel Insulin / Uhrzeit	Nahrung Essen & Trinken / Uhrzeit	Meine Schätzung wie hoch der Zuckerwert ist / Uhrzeit	Messung nach dem Essen / Uhrzeit	Korrektur wie viel Insulin / Uhrzeit	Lag meine Schätzung in etwa richtig 👍 👎	Blutdruck Gewicht Uhrzeit	Info über... was ich verbessern kann, Bemerkungen Sport, Alkohol/Zigarettengenuss

Datum	Messung vor dem Essen / Uhrzeit	Korrektur wie viel Insulin / Uhrzeit	Nahrung Essen & Trinken / Uhrzeit	Meine Schätzung wie hoch der Zuckerwert ist / Uhrzeit	Messung nach dem Essen / Uhrzeit	Korrektur wie viel Insulin / Uhrzeit	Lag meine Schätzung in etwa richtig 👍 👎	Blutdruck Gewicht Uhrzeit	Info über... was ich verbessern kann, Bemerkungen Sport, Alkohol/Zigarettengenuss
Datum	Messung vor dem Essen / Uhrzeit	Korrektur wie viel Insulin / Uhrzeit	Nahrung Essen & Trinken / Uhrzeit	Meine Schätzung wie hoch der Zuckerwert ist / Uhrzeit	Messung nach dem Essen / Uhrzeit	Korrektur wie viel Insulin / Uhrzeit	Lag meine Schätzung in etwa richtig 👍 👎	Blutdruck Gewicht Uhrzeit	Info über... was ich verbessern kann, Bemerkungen Sport, Alkohol/Zigarettengenuss

Datum	Messung vor dem Essen / Uhrzeit	Korrektur wie viel Insulin / Uhrzeit	Nahrung Essen & Trinken / Uhrzeit	Meine Schätzung wie hoch der Zuckerwert ist / Uhrzeit	Messung nach dem Essen / Uhrzeit	Korrektur wie viel Insulin / Uhrzeit	Lag meine Schätzung in etwa richtig 👍 👎	Blutdruck Gewicht Uhrzeit	Info über... was ich verbessern kann, Bemerkungen Sport, Alkohol/Zigarettengenuss
▼	▼	▼	▼	▼	▼	▼	▼ ▼	▼	▼
Datum	Messung vor dem Essen / Uhrzeit	Korrektur wie viel Insulin / Uhrzeit	Nahrung Essen & Trinken / Uhrzeit	Meine Schätzung wie hoch der Zuckerwert ist / Uhrzeit	Messung nach dem Essen / Uhrzeit	Korrektur wie viel Insulin / Uhrzeit	Lag meine Schätzung in etwa richtig 👍 👎	Blutdruck Gewicht Uhrzeit	Info über... was ich verbessern kann, Bemerkungen Sport, Alkohol/Zigarettengenuss
▼	▼	▼	▼	▼	▼	▼	▼ ▼	▼	▼

Datum	Messung vor dem Essen / Uhrzeit	Korrektur wie viel Insulin / Uhrzeit	Nahrung Essen & Trinken / Uhrzeit	Meine Schätzung wie hoch der Zuckerwert ist / Uhrzeit	Messung nach dem Essen / Uhrzeit	Korrektur wie viel Insulin / Uhrzeit	Lag meine Schätzung in etwa richtig 👍 👎	Blutdruck Gewicht Uhrzeit	Info über... was ich verbessern kann, Bemerkungen Sport, Alkohol/Zigarettengenuss
Datum	Messung vor dem Essen / Uhrzeit	Korrektur wie viel Insulin / Uhrzeit	Nahrung Essen & Trinken / Uhrzeit	Meine Schätzung wie hoch der Zuckerwert ist / Uhrzeit	Messung nach dem Essen / Uhrzeit	Korrektur wie viel Insulin / Uhrzeit	Lag meine Schätzung in etwa richtig 👍 👎	Blutdruck Gewicht Uhrzeit	Info über... was ich verbessern kann, Bemerkungen Sport, Alkohol/Zigarettengenuss

Datum	Messung vor dem Essen / Uhrzeit	Korrektur wie viel Insulin / Uhrzeit	Nahrung Essen & Trinken / Uhrzeit	Meine Schätzung wie hoch der Zuckerwert ist / Uhrzeit	Messung nach dem Essen / Uhrzeit	Korrektur wie viel Insulin / Uhrzeit	Lag meine Schätzung in etwa richtig 👍 👎	Blutdruck Gewicht Uhrzeit	Info über... was ich verbessern kann, Bemerkungen Sport, Alkohol/Zigarettengenuss
▼	▼	▼	▼	▼	▼	▼	▼ ▼	▼	▼

Datum	Messung vor dem Essen / Uhrzeit	Korrektur wie viel Insulin / Uhrzeit	Nahrung Essen & Trinken / Uhrzeit	Meine Schätzung wie hoch der Zuckerwert ist / Uhrzeit	Messung nach dem Essen / Uhrzeit	Korrektur wie viel Insulin / Uhrzeit	Lag meine Schätzung in etwa richtig 👍 👎	Blutdruck Gewicht Uhrzeit	Info über... was ich verbessern kann, Bemerkungen Sport, Alkohol/Zigarettengenuss
▼	▼	▼	▼	▼	▼	▼	▼ ▼	▼	▼

Datum	Messung vor dem Essen / Uhrzeit	Korrektur wie viel Insulin / Uhrzeit	Nahrung Essen & Trinken / Uhrzeit	Meine Schätzung wie hoch der Zuckerwert ist / Uhrzeit	Messung nach dem Essen / Uhrzeit	Korrektur wie viel Insulin / Uhrzeit	Lag meine Schätzung in etwa richtig 👍 👎	Blutdruck Gewicht Uhrzeit	Info über... was ich verbessern kann, Bemerkungen Sport, Alkohol/Zigarettengenuss
Datum	Messung vor dem Essen / Uhrzeit	Korrektur wie viel Insulin / Uhrzeit	Nahrung Essen & Trinken / Uhrzeit	Meine Schätzung wie hoch der Zuckerwert ist / Uhrzeit	Messung nach dem Essen / Uhrzeit	Korrektur wie viel Insulin / Uhrzeit	Lag meine Schätzung in etwa richtig 👍 👎	Blutdruck Gewicht Uhrzeit	Info über... was ich verbessern kann, Bemerkungen Sport, Alkohol/Zigarettengenuss

Datum	Messung vor dem Essen / Uhrzeit	Korrektur wie viel Insulin / Uhrzeit	Nahrung Essen & Trinken / Uhrzeit	Meine Schätzung wie hoch der Zuckerwert ist / Uhrzeit	Messung nach dem Essen / Uhrzeit	Korrektur wie viel Insulin / Uhrzeit	Lag meine Schätzung in etwa richtig 👍 👎	Blutdruck Gewicht Uhrzeit	Info über... was ich verbessern kann, Bemerkungen Sport, Alkohol/Zigarettengenuss

Datum	Messung vor dem Essen / Uhrzeit	Korrektur wie viel Insulin / Uhrzeit	Nahrung Essen & Trinken / Uhrzeit	Meine Schätzung wie hoch der Zuckerwert ist / Uhrzeit	Messung nach dem Essen / Uhrzeit	Korrektur wie viel Insulin / Uhrzeit	Lag meine Schätzung in etwa richtig 👍 👎	Blutdruck Gewicht Uhrzeit	Info über... was ich verbessern kann, Bemerkungen Sport, Alkohol/Zigarettengenuss

Datum	Messung vor dem Essen / Uhrzeit	Korrektur wie viel Insulin / Uhrzeit	Nahrung Essen & Trinken / Uhrzeit	Meine Schätzung wie hoch der Zuckerwert ist / Uhrzeit	Messung nach dem Essen / Uhrzeit	Korrektur wie viel Insulin / Uhrzeit	Lag meine Schätzung in etwa richtig 👍 👎	Blutdruck Gewicht Uhrzeit	Info über... was ich verbessern kann, Bemerkungen Sport, Alkohol/Zigarettengenuss
Datum	Messung vor dem Essen / Uhrzeit	Korrektur wie viel Insulin / Uhrzeit	Nahrung Essen & Trinken / Uhrzeit	Meine Schätzung wie hoch der Zuckerwert ist / Uhrzeit	Messung nach dem Essen / Uhrzeit	Korrektur wie viel Insulin / Uhrzeit	Lag meine Schätzung in etwa richtig 👍 👎	Blutdruck Gewicht Uhrzeit	Info über... was ich verbessern kann, Bemerkungen Sport, Alkohol/Zigarettengenuss

Datum	Messung vor dem Essen / Uhrzeit	Korrektur wie viel Insulin / Uhrzeit	Nahrung Essen & Trinken / Uhrzeit	Meine Schätzung wie hoch der Zuckerwert ist / Uhrzeit	Messung nach dem Essen / Uhrzeit	Korrektur wie viel Insulin / Uhrzeit	Lag meine Schätzung in etwa richtig 👍 👎	Blutdruck Gewicht Uhrzeit	Info über... was ich verbessern kann, Bemerkungen Sport, Alkohol/Zigarettengenuss
Datum	Messung vor dem Essen / Uhrzeit	Korrektur wie viel Insulin / Uhrzeit	Nahrung Essen & Trinken / Uhrzeit	Meine Schätzung wie hoch der Zuckerwert ist / Uhrzeit	Messung nach dem Essen / Uhrzeit	Korrektur wie viel Insulin / Uhrzeit	Lag meine Schätzung in etwa richtig 👍 👎	Blutdruck Gewicht Uhrzeit	Info über... was ich verbessern kann, Bemerkungen Sport, Alkohol/Zigarettengenuss

Datum	Messung vor dem Essen / Uhrzeit	Korrektur wie viel Insulin / Uhrzeit	Nahrung Essen & Trinken / Uhrzeit	Meine Schätzung wie hoch der Zuckerwert ist / Uhrzeit	Messung nach dem Essen / Uhrzeit	Korrektur wie viel Insulin / Uhrzeit	Lag meine Schätzung in etwa richtig 👍 👎	Blutdruck Gewicht Uhrzeit	Info über... was ich verbessern kann, Bemerkungen Sport, Alkohol/Zigarettengenuss
▼	▼	▼	▼	▼	▼	▼	▼ ▼	▼	▼
Datum	Messung vor dem Essen / Uhrzeit	Korrektur wie viel Insulin / Uhrzeit	Nahrung Essen & Trinken / Uhrzeit	Meine Schätzung wie hoch der Zuckerwert ist / Uhrzeit	Messung nach dem Essen / Uhrzeit	Korrektur wie viel Insulin / Uhrzeit	Lag meine Schätzung in etwa richtig 👍 👎	Blutdruck Gewicht Uhrzeit	Info über... was ich verbessern kann, Bemerkungen Sport, Alkohol/Zigarettengenuss
▼	▼	▼	▼	▼	▼	▼	▼ ▼	▼	▼

Datum	Messung vor dem Essen / Uhrzeit	Korrektur wie viel Insulin / Uhrzeit	Nahrung Essen & Trinken / Uhrzeit	Meine Schätzung wie hoch der Zuckerwert ist / Uhrzeit	Messung nach dem Essen / Uhrzeit	Korrektur wie viel Insulin / Uhrzeit	Lag meine Schätzung in etwa richtig 👍 👎	Blutdruck Gewicht Uhrzeit	Info über… was ich verbessern kann, Bemerkungen Sport, Alkohol/Zigarettengenuss

Datum	Messung vor dem Essen / Uhrzeit	Korrektur wie viel Insulin / Uhrzeit	Nahrung Essen & Trinken / Uhrzeit	Meine Schätzung wie hoch der Zuckerwert ist / Uhrzeit	Messung nach dem Essen / Uhrzeit	Korrektur wie viel Insulin / Uhrzeit	Lag meine Schätzung in etwa richtig 👍 👎	Blutdruck Gewicht Uhrzeit	Info über… was ich verbessern kann, Bemerkungen Sport, Alkohol/Zigarettengenuss

Datum	Messung vor dem Essen / Uhrzeit	Korrektur wie viel Insulin / Uhrzeit	Nahrung Essen & Trinken / Uhrzeit	Meine Schätzung wie hoch der Zuckerwert ist / Uhrzeit	Messung nach dem Essen / Uhrzeit	Korrektur wie viel Insulin / Uhrzeit	Lag meine Schätzung in etwa richtig	Blutdruck Gewicht Uhrzeit	Info über... was ich verbessern kann, Bemerkungen Sport, Alkohol/Zigarettengenuss
Datum	Messung vor dem Essen / Uhrzeit	Korrektur wie viel Insulin / Uhrzeit	Nahrung Essen & Trinken / Uhrzeit	Meine Schätzung wie hoch der Zuckerwert ist / Uhrzeit	Messung nach dem Essen / Uhrzeit	Korrektur wie viel Insulin / Uhrzeit	Lag meine Schätzung in etwa richtig	Blutdruck Gewicht Uhrzeit	Info über... was ich verbessern kann, Bemerkungen Sport, Alkohol/Zigarettengenuss

Datum	Messung vor dem Essen / Uhrzeit	Korrektur wie viel Insulin / Uhrzeit	Nahrung Essen & Trinken / Uhrzeit	Meine Schätzung wie hoch der Zuckerwert ist / Uhrzeit	Messung nach dem Essen / Uhrzeit	Korrektur wie viel Insulin / Uhrzeit	Lag meine Schätzung in etwa richtig 👍👎	Blutdruck Gewicht Uhrzeit	Info über… was ich verbessern kann, Bemerkungen Sport, Alkohol/Zigarettengenuss
Datum	Messung vor dem Essen / Uhrzeit	Korrektur wie viel Insulin / Uhrzeit	Nahrung Essen & Trinken / Uhrzeit	Meine Schätzung wie hoch der Zuckerwert ist / Uhrzeit	Messung nach dem Essen / Uhrzeit	Korrektur wie viel Insulin / Uhrzeit	Lag meine Schätzung in etwa richtig 👍👎	Blutdruck Gewicht Uhrzeit	Info über… was ich verbessern kann, Bemerkungen Sport, Alkohol/Zigarettengenuss

Datum	Messung vor dem Essen / Uhrzeit	Korrektur wie viel Insulin / Uhrzeit	Nahrung Essen & Trinken / Uhrzeit	Meine Schätzung wie hoch der Zuckerwert ist / Uhrzeit	Messung nach dem Essen / Uhrzeit	Korrektur wie viel Insulin / Uhrzeit	Lag meine Schätzung in etwa richtig 👍 👎	Blutdruck Gewicht Uhrzeit	Info über... was ich verbessern kann, Bemerkungen Sport, Alkohol/Zigarettengenuss

Datum	Messung vor dem Essen / Uhrzeit	Korrektur wie viel Insulin / Uhrzeit	Nahrung Essen & Trinken / Uhrzeit	Meine Schätzung wie hoch der Zuckerwert ist / Uhrzeit	Messung nach dem Essen / Uhrzeit	Korrektur wie viel Insulin / Uhrzeit	Lag meine Schätzung in etwa richtig 👍 👎	Blutdruck Gewicht Uhrzeit	Info über... was ich verbessern kann, Bemerkungen Sport, Alkohol/Zigarettengenuss

Datum	Messung vor dem Essen / Uhrzeit	Korrektur wie viel Insulin / Uhrzeit	Nahrung Essen & Trinken / Uhrzeit	Meine Schätzung wie hoch der Zuckerwert ist / Uhrzeit	Messung nach dem Essen / Uhrzeit	Korrektur wie viel Insulin / Uhrzeit	Lag meine Schätzung in etwa richtig 👍 👎	Blutdruck Gewicht Uhrzeit	Info über… was ich verbessern kann, Bemerkungen Sport, Alkohol/Zigarettengenuss
Datum	Messung vor dem Essen / Uhrzeit	Korrektur wie viel Insulin / Uhrzeit	Nahrung Essen & Trinken / Uhrzeit	Meine Schätzung wie hoch der Zuckerwert ist / Uhrzeit	Messung nach dem Essen / Uhrzeit	Korrektur wie viel Insulin / Uhrzeit	Lag meine Schätzung in etwa richtig 👍 👎	Blutdruck Gewicht Uhrzeit	Info über… was ich verbessern kann, Bemerkungen Sport, Alkohol/Zigarettengenuss

Datum	Messung vor dem Essen / Uhrzeit	Korrektur wie viel Insulin / Uhrzeit	Nahrung Essen & Trinken / Uhrzeit	Meine Schätzung wie hoch der Zuckerwert ist / Uhrzeit	Messung nach dem Essen / Uhrzeit	Korrektur wie viel Insulin / Uhrzeit	Lag meine Schätzung in etwa richtig 👍 👎	Blutdruck Gewicht Uhrzeit	Info über... was ich verbessern kann, Bemerkungen Sport, Alkohol/Zigarettengenuss

Datum	Messung vor dem Essen / Uhrzeit	Korrektur wie viel Insulin / Uhrzeit	Nahrung Essen & Trinken / Uhrzeit	Meine Schätzung wie hoch der Zuckerwert ist / Uhrzeit	Messung nach dem Essen / Uhrzeit	Korrektur wie viel Insulin / Uhrzeit	Lag meine Schätzung in etwa richtig 👍 👎	Blutdruck Gewicht Uhrzeit	Info über... was ich verbessern kann, Bemerkungen Sport, Alkohol/Zigarettengenuss

Datum	Messung vor dem Essen / Uhrzeit	Korrektur wie viel Insulin / Uhrzeit	Nahrung Essen & Trinken / Uhrzeit	Meine Schätzung wie hoch der Zuckerwert ist / Uhrzeit	Messung nach dem Essen / Uhrzeit	Korrektur wie viel Insulin / Uhrzeit	Lag meine Schätzung in etwa richtig 👍👎	Blutdruck Gewicht Uhrzeit	Info über... was ich verbessern kann, Bemerkungen Sport, Alkohol/Zigarettengenuss

Datum	Messung vor dem Essen / Uhrzeit	Korrektur wie viel Insulin / Uhrzeit	Nahrung Essen & Trinken / Uhrzeit	Meine Schätzung wie hoch der Zuckerwert ist / Uhrzeit	Messung nach dem Essen / Uhrzeit	Korrektur wie viel Insulin / Uhrzeit	Lag meine Schätzung in etwa richtig 👍👎	Blutdruck Gewicht Uhrzeit	Info über... was ich verbessern kann, Bemerkungen Sport, Alkohol/Zigarettengenuss

Datum	Messung vor dem Essen / Uhrzeit	Korrektur wie viel Insulin / Uhrzeit	Nahrung Essen & Trinken / Uhrzeit	Meine Schätzung wie hoch der Zuckerwert ist / Uhrzeit	Messung nach dem Essen / Uhrzeit	Korrektur wie viel Insulin / Uhrzeit	Lag meine Schätzung in etwa richtig 👍👎	Blutdruck Gewicht Uhrzeit	Info über… was ich verbessern kann, Bemerkungen Sport, Alkohol/Zigarettengenuss
Datum	Messung vor dem Essen / Uhrzeit	Korrektur wie viel Insulin / Uhrzeit	Nahrung Essen & Trinken / Uhrzeit	Meine Schätzung wie hoch der Zuckerwert ist / Uhrzeit	Messung nach dem Essen / Uhrzeit	Korrektur wie viel Insulin / Uhrzeit	Lag meine Schätzung in etwa richtig 👍👎	Blutdruck Gewicht Uhrzeit	Info über… was ich verbessern kann, Bemerkungen Sport, Alkohol/Zigarettengenuss

Datum	Messung vor dem Essen / Uhrzeit	Korrektur wie viel Insulin / Uhrzeit	Nahrung Essen & Trinken / Uhrzeit	Meine Schätzung wie hoch der Zuckerwert ist / Uhrzeit	Messung nach dem Essen / Uhrzeit	Korrektur wie viel Insulin / Uhrzeit	Lag meine Schätzung in etwa richtig 👍 👎	Blutdruck Gewicht Uhrzeit	Info über… was ich verbessern kann, Bemerkungen Sport, Alkohol/Zigarettengenuss
Datum	Messung vor dem Essen / Uhrzeit	Korrektur wie viel Insulin / Uhrzeit	Nahrung Essen & Trinken / Uhrzeit	Meine Schätzung wie hoch der Zuckerwert ist / Uhrzeit	Messung nach dem Essen / Uhrzeit	Korrektur wie viel Insulin / Uhrzeit	Lag meine Schätzung in etwa richtig 👍 👎	Blutdruck Gewicht Uhrzeit	Info über… was ich verbessern kann, Bemerkungen Sport, Alkohol/Zigarettengenuss

Datum	Messung vor dem Essen / Uhrzeit	Korrektur wie viel Insulin / Uhrzeit	Nahrung Essen & Trinken / Uhrzeit	Meine Schätzung wie hoch der Zuckerwert ist / Uhrzeit	Messung nach dem Essen / Uhrzeit	Korrektur wie viel Insulin / Uhrzeit	Lag meine Schätzung in etwa richtig	Blutdruck Gewicht Uhrzeit	Info über... was ich verbessern kann, Bemerkungen Sport, Alkohol/Zigarettengenuss
Datum	Messung vor dem Essen / Uhrzeit	Korrektur wie viel Insulin / Uhrzeit	Nahrung Essen & Trinken / Uhrzeit	Meine Schätzung wie hoch der Zuckerwert ist / Uhrzeit	Messung nach dem Essen / Uhrzeit	Korrektur wie viel Insulin / Uhrzeit	Lag meine Schätzung in etwa richtig	Blutdruck Gewicht Uhrzeit	Info über... was ich verbessern kann, Bemerkungen Sport, Alkohol/Zigarettengenuss

Datum	Messung vor dem Essen / Uhrzeit	Korrektur wie viel Insulin / Uhrzeit	Nahrung Essen & Trinken / Uhrzeit	Meine Schätzung wie hoch der Zuckerwert ist / Uhrzeit	Messung nach dem Essen / Uhrzeit	Korrektur wie viel Insulin / Uhrzeit	Lag meine Schätzung in etwa richtig 👍 👎	Blutdruck Gewicht Uhrzeit	Info über.... was ich verbessern kann, Bemerkungen Sport, Alkohol/Zigarettengenuss

Datum	Messung vor dem Essen / Uhrzeit	Korrektur wie viel Insulin / Uhrzeit	Nahrung Essen & Trinken / Uhrzeit	Meine Schätzung wie hoch der Zuckerwert ist / Uhrzeit	Messung nach dem Essen / Uhrzeit	Korrektur wie viel Insulin / Uhrzeit	Lag meine Schätzung in etwa richtig 👍 👎	Blutdruck Gewicht Uhrzeit	Info über.... was ich verbessern kann, Bemerkungen Sport, Alkohol/Zigarettengenuss

Datum	Messung vor dem Essen / Uhrzeit	Korrektur wie viel Insulin / Uhrzeit	Nahrung Essen & Trinken / Uhrzeit	Meine Schätzung wie hoch der Zuckerwert ist / Uhrzeit	Messung nach dem Essen / Uhrzeit	Korrektur wie viel Insulin / Uhrzeit	Lag meine Schätzung in etwa richtig	Blutdruck Gewicht Uhrzeit	Info über... was ich verbessern kann, Bemerkungen Sport, Alkohol/Zigarettengenuss
Datum	Messung vor dem Essen / Uhrzeit	Korrektur wie viel Insulin / Uhrzeit	Nahrung Essen & Trinken / Uhrzeit	Meine Schätzung wie hoch der Zuckerwert ist / Uhrzeit	Messung nach dem Essen / Uhrzeit	Korrektur wie viel Insulin / Uhrzeit	Lag meine Schätzung in etwa richtig	Blutdruck Gewicht Uhrzeit	Info über... was ich verbessern kann, Bemerkungen Sport, Alkohol/Zigarettengenuss

Datum	Messung vor dem Essen / Uhrzeit	Korrektur wie viel Insulin / Uhrzeit	Nahrung Essen & Trinken / Uhrzeit	Meine Schätzung wie hoch der Zuckerwert ist / Uhrzeit	Messung nach dem Essen / Uhrzeit	Korrektur wie viel Insulin / Uhrzeit	Lag meine Schätzung in etwa richtig 👍 👎	Blutdruck Gewicht Uhrzeit	Info über... was ich verbessern kann, Bemerkungen Sport, Alkohol/Zigarettengenuss
▼	▼	▼	▼	▼	▼	▼	▼	▼	▼

Datum	Messung vor dem Essen / Uhrzeit	Korrektur wie viel Insulin / Uhrzeit	Nahrung Essen & Trinken / Uhrzeit	Meine Schätzung wie hoch der Zuckerwert ist / Uhrzeit	Messung nach dem Essen / Uhrzeit	Korrektur wie viel Insulin / Uhrzeit	Lag meine Schätzung in etwa richtig 👍 👎	Blutdruck Gewicht Uhrzeit	Info über... was ich verbessern kann, Bemerkungen Sport, Alkohol/Zigarettengenuss
▼	▼	▼	▼	▼	▼	▼	▼	▼	▼

Datum	Messung vor dem Essen / Uhrzeit	Korrektur wie viel Insulin / Uhrzeit	Nahrung Essen & Trinken / Uhrzeit	Meine Schätzung wie hoch der Zuckerwert ist / Uhrzeit	Messung nach dem Essen / Uhrzeit	Korrektur wie viel Insulin / Uhrzeit	Lag meine Schätzung in etwa richtig 👍👎	Blutdruck Gewicht Uhrzeit	Info über... was ich verbessern kann, Bemerkungen Sport, Alkohol/Zigarettengenuss
Datum	Messung vor dem Essen / Uhrzeit	Korrektur wie viel Insulin / Uhrzeit	Nahrung Essen & Trinken / Uhrzeit	Meine Schätzung wie hoch der Zuckerwert ist / Uhrzeit	Messung nach dem Essen / Uhrzeit	Korrektur wie viel Insulin / Uhrzeit	Lag meine Schätzung in etwa richtig 👍👎	Blutdruck Gewicht Uhrzeit	Info über... was ich verbessern kann, Bemerkungen Sport, Alkohol/Zigarettengenuss

Datum	Messung vor dem Essen / Uhrzeit	Korrektur wie viel Insulin / Uhrzeit	Nahrung Essen & Trinken / Uhrzeit	Meine Schätzung wie hoch der Zuckerwert ist / Uhrzeit	Messung nach dem Essen / Uhrzeit	Korrektur wie viel Insulin / Uhrzeit	Lag meine Schätzung in etwa richtig 👍 👎	Blutdruck Gewicht Uhrzeit	Info über... was ich verbessern kann, Bemerkungen Sport, Alkohol/Zigarettengenuss
Datum	Messung vor dem Essen / Uhrzeit	Korrektur wie viel Insulin / Uhrzeit	Nahrung Essen & Trinken / Uhrzeit	Meine Schätzung wie hoch der Zuckerwert ist / Uhrzeit	Messung nach dem Essen / Uhrzeit	Korrektur wie viel Insulin / Uhrzeit	Lag meine Schätzung in etwa richtig 👍 👎	Blutdruck Gewicht Uhrzeit	Info über... was ich verbessern kann, Bemerkungen Sport, Alkohol/Zigarettengenuss

Datum	Messung vor dem Essen / Uhrzeit	Korrektur wie viel Insulin / Uhrzeit	Nahrung Essen & Trinken / Uhrzeit	Meine Schätzung wie hoch der Zuckerwert ist / Uhrzeit	Messung nach dem Essen / Uhrzeit	Korrektur wie viel Insulin / Uhrzeit	Lag meine Schätzung in etwa richtig 👍 👎	Blutdruck Gewicht Uhrzeit	Info über... was ich verbessern kann, Bemerkungen Sport, Alkohol/Zigarettengenuss
▼	▼	▼	▼	▼	▼	▼	▼ ▼	▼	▼
Datum	Messung vor dem Essen / Uhrzeit	Korrektur wie viel Insulin / Uhrzeit	Nahrung Essen & Trinken / Uhrzeit	Meine Schätzung wie hoch der Zuckerwert ist / Uhrzeit	Messung nach dem Essen / Uhrzeit	Korrektur wie viel Insulin / Uhrzeit	Lag meine Schätzung in etwa richtig 👍 👎	Blutdruck Gewicht Uhrzeit	Info über... was ich verbessern kann, Bemerkungen Sport, Alkohol/Zigarettengenuss
▼	▼	▼	▼	▼	▼	▼	▼ ▼	▼	▼

Datum	Messung vor dem Essen / Uhrzeit	Korrektur wie viel Insulin / Uhrzeit	Nahrung Essen & Trinken / Uhrzeit	Meine Schätzung wie hoch der Zuckerwert ist / Uhrzeit	Messung nach dem Essen / Uhrzeit	Korrektur wie viel Insulin / Uhrzeit	Lag meine Schätzung in etwa richtig 👍 👎	Blutdruck Gewicht Uhrzeit	Info über... was ich verbessern kann, Bemerkungen Sport, Alkohol/Zigarettengenuss
Datum	Messung vor dem Essen / Uhrzeit	Korrektur wie viel Insulin / Uhrzeit	Nahrung Essen & Trinken / Uhrzeit	Meine Schätzung wie hoch der Zuckerwert ist / Uhrzeit	Messung nach dem Essen / Uhrzeit	Korrektur wie viel Insulin / Uhrzeit	Lag meine Schätzung in etwa richtig 👍 👎	Blutdruck Gewicht Uhrzeit	Info über... was ich verbessern kann, Bemerkungen Sport, Alkohol/Zigarettengenuss

Datum	Messung vor dem Essen / Uhrzeit	Korrektur wie viel Insulin / Uhrzeit	Nahrung Essen & Trinken / Uhrzeit	Meine Schätzung wie hoch der Zuckerwert ist / Uhrzeit	Messung nach dem Essen / Uhrzeit	Korrektur wie viel Insulin / Uhrzeit	Lag meine Schätzung in etwa richtig 👍👎	Blutdruck Gewicht Uhrzeit	Info über... was ich verbessern kann, Bemerkungen Sport, Alkohol/Zigarettengenuss

Datum	Messung vor dem Essen / Uhrzeit	Korrektur wie viel Insulin / Uhrzeit	Nahrung Essen & Trinken / Uhrzeit	Meine Schätzung wie hoch der Zuckerwert ist / Uhrzeit	Messung nach dem Essen / Uhrzeit	Korrektur wie viel Insulin / Uhrzeit	Lag meine Schätzung in etwa richtig 👍👎	Blutdruck Gewicht Uhrzeit	Info über... was ich verbessern kann, Bemerkungen Sport, Alkohol/Zigarettengenuss

Datum	Messung vor dem Essen / Uhrzeit	Korrektur wie viel Insulin / Uhrzeit	Nahrung Essen & Trinken / Uhrzeit	Meine Schätzung wie hoch der Zuckerwert ist / Uhrzeit	Messung nach dem Essen / Uhrzeit	Korrektur wie viel Insulin / Uhrzeit	Lag meine Schätzung in etwa richtig 👍 👎	Blutdruck Gewicht Uhrzeit	Info über... was ich verbessern kann, Bemerkungen Sport, Alkohol/Zigarettengenuss
▼	▼	▼	▼	▼	▼	▼	▼ ▼	▼	▼
Datum	Messung vor dem Essen / Uhrzeit	Korrektur wie viel Insulin / Uhrzeit	Nahrung Essen & Trinken / Uhrzeit	Meine Schätzung wie hoch der Zuckerwert ist / Uhrzeit	Messung nach dem Essen / Uhrzeit	Korrektur wie viel Insulin / Uhrzeit	Lag meine Schätzung in etwa richtig 👍 👎	Blutdruck Gewicht Uhrzeit	Info über... was ich verbessern kann, Bemerkungen Sport, Alkohol/Zigarettengenuss
▼	▼	▼	▼	▼	▼	▼	▼ ▼	▼	▼

Datum	Messung vor dem Essen / Uhrzeit	Korrektur wie viel Insulin / Uhrzeit	Nahrung Essen & Trinken / Uhrzeit	Meine Schätzung wie hoch der Zuckerwert ist / Uhrzeit	Messung nach dem Essen / Uhrzeit	Korrektur wie viel Insulin / Uhrzeit	Lag meine Schätzung in etwa richtig 👍 👎	Blutdruck Gewicht Uhrzeit	Info über... was ich verbessern kann, Bemerkungen Sport, Alkohol/Zigarettengenuss

Datum	Messung vor dem Essen / Uhrzeit	Korrektur wie viel Insulin / Uhrzeit	Nahrung Essen & Trinken / Uhrzeit	Meine Schätzung wie hoch der Zuckerwert ist / Uhrzeit	Messung nach dem Essen / Uhrzeit	Korrektur wie viel Insulin / Uhrzeit	Lag meine Schätzung in etwa richtig 👍 👎	Blutdruck Gewicht Uhrzeit	Info über... was ich verbessern kann, Bemerkungen Sport, Alkohol/Zigarettengenuss

Datum	Messung vor dem Essen / Uhrzeit	Korrektur wie viel Insulin / Uhrzeit	Nahrung Essen & Trinken / Uhrzeit	Meine Schätzung wie hoch der Zuckerwert ist / Uhrzeit	Messung nach dem Essen / Uhrzeit	Korrektur wie viel Insulin / Uhrzeit	Lag meine Schätzung in etwa richtig 👍 👎	Blutdruck Gewicht Uhrzeit	Info über... was ich verbessern kann, Bemerkungen Sport, Alkohol/Zigarettengenuss
▼	▼	▼	▼	▼	▼	▼	▼ ▼	▼	▼
Datum	Messung vor dem Essen / Uhrzeit	Korrektur wie viel Insulin / Uhrzeit	Nahrung Essen & Trinken / Uhrzeit	Meine Schätzung wie hoch der Zuckerwert ist / Uhrzeit	Messung nach dem Essen / Uhrzeit	Korrektur wie viel Insulin / Uhrzeit	Lag meine Schätzung in etwa richtig 👍 👎	Blutdruck Gewicht Uhrzeit	Info über... was ich verbessern kann, Bemerkungen Sport, Alkohol/Zigarettengenuss
▼	▼	▼	▼	▼	▼	▼	▼ ▼	▼	▼

Datum	Messung vor dem Essen / Uhrzeit	Korrektur wie viel Insulin / Uhrzeit	Nahrung Essen & Trinken / Uhrzeit	Meine Schätzung wie hoch der Zuckerwert ist / Uhrzeit	Messung nach dem Essen / Uhrzeit	Korrektur wie viel Insulin / Uhrzeit	Lag meine Schätzung in etwa richtig 👍 👎	Blutdruck Gewicht Uhrzeit	Info über... was ich verbessern kann, Bemerkungen Sport, Alkohol/Zigarettengenuss
▼	▼	▼	▼	▼	▼	▼	▼	▼	▼

Datum	Messung vor dem Essen / Uhrzeit	Korrektur wie viel Insulin / Uhrzeit	Nahrung Essen & Trinken / Uhrzeit	Meine Schätzung wie hoch der Zuckerwert ist / Uhrzeit	Messung nach dem Essen / Uhrzeit	Korrektur wie viel Insulin / Uhrzeit	Lag meine Schätzung in etwa richtig 👍 👎	Blutdruck Gewicht Uhrzeit	Info über... was ich verbessern kann, Bemerkungen Sport, Alkohol/Zigarettengenuss
▼	▼	▼	▼	▼	▼	▼	▼	▼	▼

Datum	Messung vor dem Essen / Uhrzeit	Korrektur wie viel Insulin / Uhrzeit	Nahrung Essen & Trinken / Uhrzeit	Meine Schätzung wie hoch der Zuckerwert ist / Uhrzeit	Messung nach dem Essen / Uhrzeit	Korrektur wie viel Insulin / Uhrzeit	Lag meine Schätzung in etwa richtig 👍 👎	Blutdruck Gewicht Uhrzeit	Info über… was ich verbessern kann, Bemerkungen Sport, Alkohol/Zigarettengenuss
▼	▼	▼	▼	▼	▼	▼	▼	▼	▼

Datum	Messung vor dem Essen / Uhrzeit	Korrektur wie viel Insulin / Uhrzeit	Nahrung Essen & Trinken / Uhrzeit	Meine Schätzung wie hoch der Zuckerwert ist / Uhrzeit	Messung nach dem Essen / Uhrzeit	Korrektur wie viel Insulin / Uhrzeit	Lag meine Schätzung in etwa richtig 👍 👎	Blutdruck Gewicht Uhrzeit	Info über… was ich verbessern kann, Bemerkungen Sport, Alkohol/Zigarettengenuss
▼	▼	▼	▼	▼	▼	▼	▼	▼	▼

Datum	Messung vor dem Essen / Uhrzeit	Korrektur wie viel Insulin / Uhrzeit	Nahrung Essen & Trinken / Uhrzeit	Meine Schätzung wie hoch der Zuckerwert ist / Uhrzeit	Messung nach dem Essen / Uhrzeit	Korrektur wie viel Insulin / Uhrzeit	Lag meine Schätzung in etwa richtig 👍 👎	Blutdruck Gewicht Uhrzeit	Info über... was ich verbessern kann, Bemerkungen Sport, Alkohol/Zigarettengenuss
▼	▼	▼	▼	▼	▼	▼	▼ ▼	▼	▼
Datum	Messung vor dem Essen / Uhrzeit	Korrektur wie viel Insulin / Uhrzeit	Nahrung Essen & Trinken / Uhrzeit	Meine Schätzung wie hoch der Zuckerwert ist / Uhrzeit	Messung nach dem Essen / Uhrzeit	Korrektur wie viel Insulin / Uhrzeit	Lag meine Schätzung in etwa richtig 👍 👎	Blutdruck Gewicht Uhrzeit	Info über... was ich verbessern kann, Bemerkungen Sport, Alkohol/Zigarettengenuss
▼	▼	▼	▼	▼	▼	▼	▼ ▼	▼	▼

Datum	Messung vor dem Essen / Uhrzeit	Korrektur wie viel Insulin / Uhrzeit	Nahrung Essen & Trinken / Uhrzeit	Meine Schätzung wie hoch der Zuckerwert ist / Uhrzeit	Messung nach dem Essen / Uhrzeit	Korrektur wie viel Insulin / Uhrzeit	Lag meine Schätzung in etwa richtig 👍👎	Blutdruck Gewicht Uhrzeit	Info über... was ich verbessern kann, Bemerkungen Sport, Alkohol/Zigarettengenuss

Datum	Messung vor dem Essen / Uhrzeit	Korrektur wie viel Insulin / Uhrzeit	Nahrung Essen & Trinken / Uhrzeit	Meine Schätzung wie hoch der Zuckerwert ist / Uhrzeit	Messung nach dem Essen / Uhrzeit	Korrektur wie viel Insulin / Uhrzeit	Lag meine Schätzung in etwa richtig 👍👎	Blutdruck Gewicht Uhrzeit	Info über... was ich verbessern kann, Bemerkungen Sport, Alkohol/Zigarettengenuss

Datum	Messung vor dem Essen / Uhrzeit	Korrektur wie viel Insulin / Uhrzeit	Nahrung Essen & Trinken / Uhrzeit	Meine Schätzung wie hoch der Zuckerwert ist / Uhrzeit	Messung nach dem Essen / Uhrzeit	Korrektur wie viel Insulin / Uhrzeit	Lag meine Schätzung in etwa richtig 👍👎	Blutdruck Gewicht Uhrzeit	Info über... was ich verbessern kann, Bemerkungen Sport, Alkohol/Zigarettengenuss

Datum	Messung vor dem Essen / Uhrzeit	Korrektur wie viel Insulin / Uhrzeit	Nahrung Essen & Trinken / Uhrzeit	Meine Schätzung wie hoch der Zuckerwert ist / Uhrzeit	Messung nach dem Essen / Uhrzeit	Korrektur wie viel Insulin / Uhrzeit	Lag meine Schätzung in etwa richtig 👍👎	Blutdruck Gewicht Uhrzeit	Info über... was ich verbessern kann, Bemerkungen Sport, Alkohol/Zigarettengenuss

Datum	Messung vor dem Essen / Uhrzeit	Korrektur wie viel Insulin / Uhrzeit	Nahrung Essen & Trinken / Uhrzeit	Meine Schätzung wie hoch der Zuckerwert ist / Uhrzeit	Messung nach dem Essen / Uhrzeit	Korrektur wie viel Insulin / Uhrzeit	Lag meine Schätzung in etwa richtig 👍 👎	Blutdruck Gewicht Uhrzeit	Info über... was ich verbessern kann, Bemerkungen Sport, Alkohol/Zigarettengenuss
Datum	Messung vor dem Essen / Uhrzeit	Korrektur wie viel Insulin / Uhrzeit	Nahrung Essen & Trinken / Uhrzeit	Meine Schätzung wie hoch der Zuckerwert ist / Uhrzeit	Messung nach dem Essen / Uhrzeit	Korrektur wie viel Insulin / Uhrzeit	Lag meine Schätzung in etwa richtig 👍 👎	Blutdruck Gewicht Uhrzeit	Info über... was ich verbessern kann, Bemerkungen Sport, Alkohol/Zigarettengenuss

Datum	Messung vor dem Essen / Uhrzeit	Korrektur wie viel Insulin / Uhrzeit	Nahrung Essen & Trinken / Uhrzeit	Meine Schätzung wie hoch der Zuckerwert ist / Uhrzeit	Messung nach dem Essen / Uhrzeit	Korrektur wie viel Insulin / Uhrzeit	Lag meine Schätzung in etwa richtig 👍 👎	Blutdruck Gewicht Uhrzeit	Info über... was ich verbessern kann, Bemerkungen Sport, Alkohol/Zigarettengenuss

Datum	Messung vor dem Essen / Uhrzeit	Korrektur wie viel Insulin / Uhrzeit	Nahrung Essen & Trinken / Uhrzeit	Meine Schätzung wie hoch der Zuckerwert ist / Uhrzeit	Messung nach dem Essen / Uhrzeit	Korrektur wie viel Insulin / Uhrzeit	Lag meine Schätzung in etwa richtig 👍 👎	Blutdruck Gewicht Uhrzeit	Info über... was ich verbessern kann, Bemerkungen Sport, Alkohol/Zigarettengenuss

Datum	Messung vor dem Essen / Uhrzeit	Korrektur wie viel Insulin / Uhrzeit	Nahrung Essen & Trinken / Uhrzeit	Meine Schätzung wie hoch der Zuckerwert ist / Uhrzeit	Messung nach dem Essen / Uhrzeit	Korrektur wie viel Insulin / Uhrzeit	Lag meine Schätzung in etwa richtig 👍 👎	Blutdruck Gewicht Uhrzeit	Info über... was ich verbessern kann, Bemerkungen Sport, Alkohol/Zigarettengenuss
▼	▼	▼	▼	▼	▼	▼	▼ ▼	▼	▼

Datum	Messung vor dem Essen / Uhrzeit	Korrektur wie viel Insulin / Uhrzeit	Nahrung Essen & Trinken / Uhrzeit	Meine Schätzung wie hoch der Zuckerwert ist / Uhrzeit	Messung nach dem Essen / Uhrzeit	Korrektur wie viel Insulin / Uhrzeit	Lag meine Schätzung in etwa richtig 👍 👎	Blutdruck Gewicht Uhrzeit	Info über... was ich verbessern kann, Bemerkungen Sport, Alkohol/Zigarettengenuss
▼	▼	▼	▼	▼	▼	▼	▼ ▼	▼	▼

Datum	Messung vor dem Essen / Uhrzeit	Korrektur wie viel Insulin / Uhrzeit	Nahrung Essen & Trinken / Uhrzeit	Meine Schätzung wie hoch der Zuckerwert ist / Uhrzeit	Messung nach dem Essen / Uhrzeit	Korrektur wie viel Insulin / Uhrzeit	Lag meine Schätzung in etwa richtig 👍 👎	Blutdruck Gewicht Uhrzeit	Info über... was ich verbessern kann, Bemerkungen Sport, Alkohol/Zigarettengenuss
Datum	Messung vor dem Essen / Uhrzeit	Korrektur wie viel Insulin / Uhrzeit	Nahrung Essen & Trinken / Uhrzeit	Meine Schätzung wie hoch der Zuckerwert ist / Uhrzeit	Messung nach dem Essen / Uhrzeit	Korrektur wie viel Insulin / Uhrzeit	Lag meine Schätzung in etwa richtig 👍 👎	Blutdruck Gewicht Uhrzeit	Info über... was ich verbessern kann, Bemerkungen Sport, Alkohol/Zigarettengenuss

Datum	Messung vor dem Essen / Uhrzeit	Korrektur wie viel Insulin / Uhrzeit	Nahrung Essen & Trinken / Uhrzeit	Meine Schätzung wie hoch der Zuckerwert ist / Uhrzeit	Messung nach dem Essen / Uhrzeit	Korrektur wie viel Insulin / Uhrzeit	Lag meine Schätzung in etwa richtig 👍 👎	Blutdruck Gewicht Uhrzeit	Info über... was ich verbessern kann, Bemerkungen Sport, Alkohol/Zigarettengenuss
▼	▼	▼	▼	▼	▼	▼	▼ ▼	▼	▼

Datum	Messung vor dem Essen / Uhrzeit	Korrektur wie viel Insulin / Uhrzeit	Nahrung Essen & Trinken / Uhrzeit	Meine Schätzung wie hoch der Zuckerwert ist / Uhrzeit	Messung nach dem Essen / Uhrzeit	Korrektur wie viel Insulin / Uhrzeit	Lag meine Schätzung in etwa richtig 👍 👎	Blutdruck Gewicht Uhrzeit	Info über... was ich verbessern kann, Bemerkungen Sport, Alkohol/Zigarettengenuss
▼	▼	▼	▼	▼	▼	▼	▼	▼	▼

Datum	Messung vor dem Essen / Uhrzeit	Korrektur wie viel Insulin / Uhrzeit	Nahrung Essen & Trinken / Uhrzeit	Meine Schätzung wie hoch der Zuckerwert ist / Uhrzeit	Messung nach dem Essen / Uhrzeit	Korrektur wie viel Insulin / Uhrzeit	Lag meine Schätzung in etwa richtig 👍 👎	Blutdruck Gewicht Uhrzeit	Info über... was ich verbessern kann, Bemerkungen Sport, Alkohol/Zigarettengenuss
Datum	Messung vor dem Essen / Uhrzeit	Korrektur wie viel Insulin / Uhrzeit	Nahrung Essen & Trinken / Uhrzeit	Meine Schätzung wie hoch der Zuckerwert ist / Uhrzeit	Messung nach dem Essen / Uhrzeit	Korrektur wie viel Insulin / Uhrzeit	Lag meine Schätzung in etwa richtig 👍 👎	Blutdruck Gewicht Uhrzeit	Info über... was ich verbessern kann, Bemerkungen Sport, Alkohol/Zigarettengenuss

Datum	Messung vor dem Essen / Uhrzeit	Korrektur wie viel Insulin / Uhrzeit	Nahrung Essen & Trinken / Uhrzeit	Meine Schätzung wie hoch der Zuckerwert ist / Uhrzeit	Messung nach dem Essen / Uhrzeit	Korrektur wie viel Insulin / Uhrzeit	Lag meine Schätzung in etwa richtig 👍 👎	Blutdruck Gewicht Uhrzeit	Info über... was ich verbessern kann, Bemerkungen Sport, Alkohol/Zigarettengenuss
▼	▼	▼	▼	▼	▼	▼	▼ ▼	▼	▼

Datum	Messung vor dem Essen / Uhrzeit	Korrektur wie viel Insulin / Uhrzeit	Nahrung Essen & Trinken / Uhrzeit	Meine Schätzung wie hoch der Zuckerwert ist / Uhrzeit	Messung nach dem Essen / Uhrzeit	Korrektur wie viel Insulin / Uhrzeit	Lag meine Schätzung in etwa richtig 👍 👎	Blutdruck Gewicht Uhrzeit	Info über... was ich verbessern kann, Bemerkungen Sport, Alkohol/Zigarettengenuss
▼	▼	▼	▼	▼	▼	▼	▼ ▼	▼	▼

Datum	Messung vor dem Essen / Uhrzeit	Korrektur wie viel Insulin / Uhrzeit	Nahrung Essen & Trinken / Uhrzeit	Meine Schätzung wie hoch der Zuckerwert ist / Uhrzeit	Messung nach dem Essen / Uhrzeit	Korrektur wie viel Insulin / Uhrzeit	Lag meine Schätzung in etwa richtig 👍 👎	Blutdruck Gewicht Uhrzeit	Info über... was ich verbessern kann, Bemerkungen Sport, Alkohol/Zigarettengenuss
Datum	Messung vor dem Essen / Uhrzeit	Korrektur wie viel Insulin / Uhrzeit	Nahrung Essen & Trinken / Uhrzeit	Meine Schätzung wie hoch der Zuckerwert ist / Uhrzeit	Messung nach dem Essen / Uhrzeit	Korrektur wie viel Insulin / Uhrzeit	Lag meine Schätzung in etwa richtig 👍 👎	Blutdruck Gewicht Uhrzeit	Info über... was ich verbessern kann, Bemerkungen Sport, Alkohol/Zigarettengenuss

Datum	Messung vor dem Essen / Uhrzeit	Korrektur wie viel Insulin / Uhrzeit	Nahrung Essen & Trinken / Uhrzeit	Meine Schätzung wie hoch der Zuckerwert ist / Uhrzeit	Messung nach dem Essen / Uhrzeit	Korrektur wie viel Insulin / Uhrzeit	Lag meine Schätzung in etwa richtig 👍 👎	Blutdruck Gewicht Uhrzeit	Info über... was ich verbessern kann, Bemerkungen Sport, Alkohol/Zigarettengenuss
Datum	Messung vor dem Essen / Uhrzeit	Korrektur wie viel Insulin / Uhrzeit	Nahrung Essen & Trinken / Uhrzeit	Meine Schätzung wie hoch der Zuckerwert ist / Uhrzeit	Messung nach dem Essen / Uhrzeit	Korrektur wie viel Insulin / Uhrzeit	Lag meine Schätzung in etwa richtig 👍 👎	Blutdruck Gewicht Uhrzeit	Info über... was ich verbessern kann, Bemerkungen Sport, Alkohol/Zigarettengenuss

Datum	Messung vor dem Essen / Uhrzeit	Korrektur wie viel Insulin / Uhrzeit	Nahrung Essen & Trinken / Uhrzeit	Meine Schätzung wie hoch der Zuckerwert ist / Uhrzeit	Messung nach dem Essen / Uhrzeit	Korrektur wie viel Insulin / Uhrzeit	Lag meine Schätzung in etwa richtig 👍 👎	Blutdruck Gewicht Uhrzeit	Info über... was ich verbessern kann, Bemerkungen Sport, Alkohol/Zigarettengenuss
▼	▼	▼	▼	▼	▼	▼	▼ ▼	▼	▼
Datum	Messung vor dem Essen / Uhrzeit	Korrektur wie viel Insulin / Uhrzeit	Nahrung Essen & Trinken / Uhrzeit	Meine Schätzung wie hoch der Zuckerwert ist / Uhrzeit	Messung nach dem Essen / Uhrzeit	Korrektur wie viel Insulin / Uhrzeit	Lag meine Schätzung in etwa richtig 👍 👎	Blutdruck Gewicht Uhrzeit	Info über... was ich verbessern kann, Bemerkungen Sport, Alkohol/Zigarettengenuss
▼	▼	▼	▼	▼	▼	▼	▼ ▼	▼	▼

Datum	Messung vor dem Essen / Uhrzeit	Korrektur wie viel Insulin / Uhrzeit	Nahrung Essen & Trinken / Uhrzeit	Meine Schätzung wie hoch der Zuckerwert ist / Uhrzeit	Messung nach dem Essen / Uhrzeit	Korrektur wie viel Insulin / Uhrzeit	Lag meine Schätzung in etwa richtig 👍 👎	Blutdruck Gewicht Uhrzeit	Info über... was ich verbessern kann, Bemerkungen Sport, Alkohol/Zigarettengenuss
Datum	Messung vor dem Essen / Uhrzeit	Korrektur wie viel Insulin / Uhrzeit	Nahrung Essen & Trinken / Uhrzeit	Meine Schätzung wie hoch der Zuckerwert ist / Uhrzeit	Messung nach dem Essen / Uhrzeit	Korrektur wie viel Insulin / Uhrzeit	Lag meine Schätzung in etwa richtig 👍 👎	Blutdruck Gewicht Uhrzeit	Info über... was ich verbessern kann, Bemerkungen Sport, Alkohol/Zigarettengenuss

Datum	Messung vor dem Essen / Uhrzeit	Korrektur wie viel Insulin / Uhrzeit	Nahrung Essen & Trinken / Uhrzeit	Meine Schätzung wie hoch der Zuckerwert ist / Uhrzeit	Messung nach dem Essen / Uhrzeit	Korrektur wie viel Insulin / Uhrzeit	Lag meine Schätzung in etwa richtig 👍 👎	Blutdruck Gewicht Uhrzeit	Info über... was ich verbessern kann, Bemerkungen Sport, Alkohol/Zigarettengenuss
Datum	Messung vor dem Essen / Uhrzeit	Korrektur wie viel Insulin / Uhrzeit	Nahrung Essen & Trinken / Uhrzeit	Meine Schätzung wie hoch der Zuckerwert ist / Uhrzeit	Messung nach dem Essen / Uhrzeit	Korrektur wie viel Insulin / Uhrzeit	Lag meine Schätzung in etwa richtig 👍 👎	Blutdruck Gewicht Uhrzeit	Info über... was ich verbessern kann, Bemerkungen Sport, Alkohol/Zigarettengenuss

Datum	Messung vor dem Essen / Uhrzeit	Korrektur wie viel Insulin / Uhrzeit	Nahrung Essen & Trinken / Uhrzeit	Meine Schätzung wie hoch der Zuckerwert ist / Uhrzeit	Messung nach dem Essen / Uhrzeit	Korrektur wie viel Insulin / Uhrzeit	Lag meine Schätzung in etwa richtig 👍 👎	Blutdruck Gewicht Uhrzeit	Info über... was ich verbessern kann, Bemerkungen Sport, Alkohol/Zigarettengenuss

Datum	Messung vor dem Essen / Uhrzeit	Korrektur wie viel Insulin / Uhrzeit	Nahrung Essen & Trinken / Uhrzeit	Meine Schätzung wie hoch der Zuckerwert ist / Uhrzeit	Messung nach dem Essen / Uhrzeit	Korrektur wie viel Insulin / Uhrzeit	Lag meine Schätzung in etwa richtig 👍 👎	Blutdruck Gewicht Uhrzeit	Info über... was ich verbessern kann, Bemerkungen Sport, Alkohol/Zigarettengenuss

Datum	Messung vor dem Essen / Uhrzeit	Korrektur wie viel Insulin / Uhrzeit	Nahrung Essen & Trinken / Uhrzeit	Meine Schätzung wie hoch der Zuckerwert ist / Uhrzeit	Messung nach dem Essen / Uhrzeit	Korrektur wie viel Insulin / Uhrzeit	Lag meine Schätzung in etwa richtig 👍 👎	Blutdruck Gewicht Uhrzeit	Info über... was ich verbessern kann, Bemerkungen Sport, Alkohol/Zigarettengenuss
Datum	Messung vor dem Essen / Uhrzeit	Korrektur wie viel Insulin / Uhrzeit	Nahrung Essen & Trinken / Uhrzeit	Meine Schätzung wie hoch der Zuckerwert ist / Uhrzeit	Messung nach dem Essen / Uhrzeit	Korrektur wie viel Insulin / Uhrzeit	Lag meine Schätzung in etwa richtig 👍 👎	Blutdruck Gewicht Uhrzeit	Info über... was ich verbessern kann, Bemerkungen Sport, Alkohol/Zigarettengenuss

Datum	Messung vor dem Essen / Uhrzeit	Korrektur wie viel Insulin / Uhrzeit	Nahrung Essen & Trinken / Uhrzeit	Meine Schätzung wie hoch der Zuckerwert ist / Uhrzeit	Messung nach dem Essen / Uhrzeit	Korrektur wie viel Insulin / Uhrzeit	Lag meine Schätzung in etwa richtig 👍 👎	Blutdruck Gewicht Uhrzeit	Info über... was ich verbessern kann, Bemerkungen Sport, Alkohol/Zigarettengenuss
▼	▼	▼	▼	▼	▼	▼	▼ ▼	▼	▼
Datum	Messung vor dem Essen / Uhrzeit	Korrektur wie viel Insulin / Uhrzeit	Nahrung Essen & Trinken / Uhrzeit	Meine Schätzung wie hoch der Zuckerwert ist / Uhrzeit	Messung nach dem Essen / Uhrzeit	Korrektur wie viel Insulin / Uhrzeit	Lag meine Schätzung in etwa richtig 👍 👎	Blutdruck Gewicht Uhrzeit	Info über... was ich verbessern kann, Bemerkungen Sport, Alkohol/Zigarettengenuss
▼	▼	▼	▼	▼	▼	▼	▼ ▼	▼	▼

Datum	Messung vor dem Essen / Uhrzeit	Korrektur wie viel Insulin / Uhrzeit	Nahrung Essen & Trinken / Uhrzeit	Meine Schätzung wie hoch der Zuckerwert ist / Uhrzeit	Messung nach dem Essen / Uhrzeit	Korrektur wie viel Insulin / Uhrzeit	Lag meine Schätzung in etwa richtig 👍 👎	Blutdruck Gewicht Uhrzeit	Info über... was ich verbessern kann, Bemerkungen Sport, Alkohol/Zigarettengenuss

Datum	Messung vor dem Essen / Uhrzeit	Korrektur wie viel Insulin / Uhrzeit	Nahrung Essen & Trinken / Uhrzeit	Meine Schätzung wie hoch der Zuckerwert ist / Uhrzeit	Messung nach dem Essen / Uhrzeit	Korrektur wie viel Insulin / Uhrzeit	Lag meine Schätzung in etwa richtig 👍 👎	Blutdruck Gewicht Uhrzeit	Info über... was ich verbessern kann, Bemerkungen Sport, Alkohol/Zigarettengenuss

Datum	Messung vor dem Essen / Uhrzeit	Korrektur wie viel Insulin / Uhrzeit	Nahrung Essen & Trinken / Uhrzeit	Meine Schätzung wie hoch der Zuckerwert ist / Uhrzeit	Messung nach dem Essen / Uhrzeit	Korrektur wie viel Insulin / Uhrzeit	Lag meine Schätzung in etwa richtig 👍 👎	Blutdruck Gewicht Uhrzeit	Info über... was ich verbessern kann, Bemerkungen Sport, Alkohol/Zigarettengenuss
▼	▼	▼	▼	▼	▼	▼	▼	▼	▼
Datum	Messung vor dem Essen / Uhrzeit	Korrektur wie viel Insulin / Uhrzeit	Nahrung Essen & Trinken / Uhrzeit	Meine Schätzung wie hoch der Zuckerwert ist / Uhrzeit	Messung nach dem Essen / Uhrzeit	Korrektur wie viel Insulin / Uhrzeit	Lag meine Schätzung in etwa richtig 👍 👎	Blutdruck Gewicht Uhrzeit	Info über... was ich verbessern kann, Bemerkungen Sport, Alkohol/Zigarettengenuss
▼	▼	▼	▼	▼	▼	▼	▼	▼	▼